家庭血圧測定の指針
第2版

Japanese Society of Hypertension (JSH) Guidelines for
Self-monitoring of Blood Pressure at Home

Second Edition

編集
日本高血圧学会学術委員会家庭血圧部会

日本高血圧学会

巻頭言

　日本高血圧学会では，2009年，『高血圧治療ガイドライン（JSH）2009』を発表した。そこでは，診察室での血圧値に加えて，家庭で患者さん自らが測定した血圧値を，診療方針の判断に加えることを強く推奨している。なぜなら，診察室での血圧測定だけでは，白衣高血圧や仮面高血圧あるいは早朝高血圧といわれるような病態を見逃すことになり，結果として長期間，過剰な，あるいは不十分な治療が続けられるおそれがあるからである。

　2003年，日本高血圧学会学術委員会家庭血圧部会（部会長：今井潤 東北大学大学院教授）により，家庭血圧測定ガイドライン『家庭血圧測定条件設定の指針』がまとめられ，診察室血圧測定のそれのような標準的な家庭血圧測定法が発表された。当時より家庭血圧測定が我が国では一般的に普及しており，まことに時宜を得たものであった。

　このたび，同部会は，JSH2009ガイドラインを受け，家庭血圧に関するその後の最新情報を含めた家庭血圧測定の指針を改訂した。本指針は，家庭血圧測定に関する問題を網羅し，詳細な解説を加えている。各章冒頭では，実地の要点をまとめてあり，我が国の高血圧診療の臨床現場で大いに役立てていただきたい。

2011年2月

日本高血圧学会理事長
島田和幸

日本高血圧学会学術委員会家庭血圧部会
　　部会長　今井　　潤　東北大学大学院医薬開発構想講座
　副部会長　苅尾　七臣　自治医科大学内科学講座循環器内科学部門
　　　委員　島田　和幸　自治医科大学附属病院
　　　　　　河野　雄平　国立循環器病研究センター高血圧・腎臓科
　　　　　　長谷部直幸　旭川医科大学内科学講座循環・呼吸・神経病態内科学分野
　　　　　　松浦　秀夫　済生会呉病院
　　　　　　土橋　卓也　国立病院機構九州医療センター高血圧内科・臨床教育部
　　　　　　大久保孝義　滋賀医科大学社会医学講座公衆衛生学部門
　　　　　　桑島　　巖　東京都健康長寿医療センター
　　　　　　宮川　政昭　社団愛政会宮川内科小児科医院

目　次

序	……………………………………………………………………	7
第1章	家庭血圧概論：臨床的意義と応用 ………………………………	10
第2章	家庭血圧測定装置 …………………………………………………	18
第3章	測定部位と腕帯 ……………………………………………………	20
第4章	装置の精度確認 ……………………………………………………	23
第5章	測定条件 ……………………………………………………………	26
第6章	測定回数，測定期間 ………………………………………………	32
第7章	記録 …………………………………………………………………	35
第8章	集計と評価の対象 …………………………………………………	36
第9章	診断と降圧目標 ……………………………………………………	39
第10章	考察 …………………………………………………………………	42
第11章	総括：指針 …………………………………………………………	43
文　献	……………………………………………………………………	46

略語一覧

AAMI	American Association of Medical Instrumentation
ABPM	ambulatory blood pressure monitoring
AHA	American Heart Association
ANSI	American National Standards Institute, Inc.
ASH	American Society of Hypertension
DBP	diastolic blood pressure
E/M比	evening/morning比
ESC	European Society of Cardiology
ESH	European Society of Hypertension
HOMED-BP	Hypertension Objective Treatment based on Measurement by Electrical Device of Blood Pressure
ISH	International Society of Hypertension
JNC-VI	Sixth report of the Joint National Committee on Prevention, Detection, Evaluation, and Treatment of High Blood Pressure
JNC7	Seventh report of the Joint National Committee on Prevention, Detection, Evaluation, and Treatment of High Blood Pressure
JSH	Japanese Society of Hypertension
K音	Korotkoff音
M/E比	morning/evening比
PAMELA	Pressioni Arteriose Monitorate E Loro Associazioni
PCNA	Preventive Cardiovascular Nurses Association
SBP	systolic blood pressure
T/P比	trough/peak比
THOP	Treatment of Hypertension According to Home or Office Blood Pressure
WHO	World Health Organization

序

　1896年にRiva-Rocciが間接型上腕カフ血圧測定法を発案し[1]，1905年にKorotkoffが聴診法を提唱[2]して以来，血圧測定法はこの100年，本質的にはその姿を変えていない。

　その間，Poseyら（1969年）[3]によりカフ−オシロメトリック法による平均血圧の同定がなされた。その後の原理的，技術的改良により，カフ−オシロメトリック法による収縮期血圧（SBP），拡張期血圧（DBP）の同定法が確立された。その結果，今日ではいわゆる電子式自動血圧計の多くはカフ−オシロメトリック法を採用することとなり，聴診法とは基本的原理の異なる方法が一般臨床に用いられるようになった。間接的血圧測定法の登場以来この100年は，まさに臨床高血圧学発展の100年であったが，今日なお高血圧診療において血圧情報は外来随時血圧（診察室血圧）を基準としている。しかしながら，診察室血圧に対する疑問は間接型血圧測定の開始から40年後にすでに提示されている。AymanとGoldshine[4]は，1940年に自己血圧測定（self-blood pressure measurement）の概念を臨床血圧測定の領域に広く取り入れ，診察室血圧と自己測定血圧の較差を明瞭に示している。一方，英国のBevan[5]は1969年に初めて直接型動脈圧測定法による自由行動下血圧（Ambulatory Blood Pressure: ABP）測定（Monitoring: ABPM）の成績を示し，人の血圧が時間とともに著しく動揺することを明らかにした。血圧はその情報獲得手段の差によって，その量と質が大きく異なることが明らかにされ，医療環境下の特異な血圧値である診察室血圧値に対する評価の問題が過去50年，臨床高血圧学において示されてきた。

　とはいうものの，高血圧の臨床，疫学はもっぱら医療環境下の血圧（診察室血圧・健診時血圧）情報に依存し，結果として医療環境下の血圧に関する膨大なデータの蓄積があり，これが今日なお診察室血圧が高血圧診療の基準である理由となっている。しかし，過去30年，ABPあるいは自己家庭血圧測定（家庭血圧測定）のデータも蓄積され，今日こうした診察室血圧以外の血圧情報が，診察室血圧以上の臨床的価値を有することが立証されてきた。これらの知見の多くは臨床研究や疫学研究によりもたらされた。

　本質的には，ABP，家庭血圧は，診察室血圧に比べ情報の量的増大と質的改善を伴うことから，より高い臨床的価値を有すると考えられる。たとえば，今日一般に行われている間接法によるABPMでは，ある特定の1日の15分ごと，30分ごとの血圧値が得られる。したがって，ある特定の1日であっても，1日50-100ポイントの血圧値が，時間との関係で捉えられる。一方，家庭血圧測定において

は，少なくとも朝・晩1日2ポイントの血圧値が，これも時間との関係で捉えられ，1か月で60ポイントの血圧情報が得られることになる。こうした確実な情報量の増加に加え，時間の関数としての血圧情報は，血圧情報の質の向上をもたらす。今日の電子技術の進歩に伴うカフ-オシロメトリック法の血圧測定装置への導入と，ABPM，家庭血圧測定の臨床応用は，過去100年にわたる間接的血圧測定法における高血圧診療の劇的な変化といえよう。

既述のようにABPMでは通常，ある特定の1日の血圧値を時間との関係で捉えうる。これを捉えるためには，ABPM装置が必要である。今日，ABPM装置は安価になったとはいえ，なお数十万円と高価である。高血圧は慢性疾患であり，その性格上，長期にわたり繰り返し測定し血圧値を評価する必要があるが，ABPMでは対象への負荷増加などから，4000万人といわれる膨大な高血圧患者に実施することは現実的でない。したがって今日ではABPMは，特殊な形の高血圧の診断，難治性高血圧の診断，病的低血圧の診断，夜間血圧の評価，血圧短期変動性の評価といった状況において行われることが多い。

一方，家庭血圧測定装置は世界で年間1500万台以上製造され，すでに3500万台が本邦の各家庭に配置されている[6]。購入は市民，患者の自己負担により行われ，その使用は急速に広がっている。その結果，高血圧診療における血圧情報量は飛躍的に増加している。また朝・晩に限らず，睡眠時の家庭血圧測定が可能になったことから[7]，その質のさらなる改善も期待される。

しかし今日なお，臨床現場ではこの家庭血圧値の質に関して疑問視する声がある。その最大の理由は，装置の標準化，測定条件の標準化，測定回数と期間の標準化など医療情報の質を確保するさまざまな標準が一般化されていないところにある。また標準化された測定法に基づいて得られた家庭血圧値の評価基準も，いまだ完全に確立したとはいえない。この問題も医療判断における家庭血圧の地位確立に水を差すものである。

ちなみに米国合同委員会第6次，第7次報告（JNC-VI, JNC7）[8,9]，世界保健機関-国際高血圧学会（WHO/ISH）高血圧ガイドライン[10]，日本高血圧学会（JSH）高血圧治療ガイドライン2004[11]，2003年欧州高血圧学会-欧州心臓病学会（ESH-ESC）ガイドライン[12]はいずれも，家庭血圧の血圧情報としての重要性を指摘している。その根拠は，家庭血圧が診察室血圧に比べて臓器障害をよりよく反映するとする臨床研究成績や，予後をよりよく反映するとする疫学的研究成績に基づいている。

日本高血圧学会は，これらのガイドラインや本邦独自のエビデンスに基づき，2003年,『家庭血圧測定条件設定の指針』を世界に先駆けて上梓した[13,14]。その後，2005年に米国心臓協会（AHA）による血圧測定の勧告[15]，2005年ESHによる血圧測定の臨床ガイドライン[16]，カナダの教育プログラムによる血圧測定の勧告[17]，2008年ESH家庭血圧測定ガイドライン[18]，2007年ESH/ESC高血圧ガイドライン[19]，2008年米国心臓協会／米国高血圧協会／心血管予防看護協会（AHA/ASH/PCNA）の声明[20]において，家庭血圧測定の指針が提示された。それらの意見を取り入れ，日本高血圧学会は『高血圧治療ガイドライン2009（JSH2009）』を上梓した[21]。JSH2009ガイドラインにおいては，厳格で24時間にわたる血圧のコントロールを強調すると同時に，ことに家庭血圧の重要性に注目している。

　このように，本邦のみならず，国際的にも家庭血圧測定のガイドラインは多数発表されている。しかし，2010年の本邦からの報告によれば，本邦の実地医家の大多数は，家庭血圧の臨床的価値を認めているものの，家庭血圧測定条件に関する認識は不十分であった。また，家庭血圧の基準値の認識も20％台とたいへん低い実態が明らかにされた[22]。日本高血圧学会学術委員会家庭血圧部会は，JSH2009ガイドラインを受け，必要にして最小の家庭血圧測定の指針をまとめ，最新の情報を含め，その詳細を解説すべく，実地医家，高血圧専門医の両者を対象にここに2003年の指針を改訂することとした。

　本部会は，本邦における家庭血圧測定に関わる条件を標準化し，この標準化に沿った測定法による家庭血圧値に高血圧診療の根拠を与え，臨床上の混乱を収拾しようとするものである。また高血圧診療における家庭血圧の市民権をいっそう確立しようとするものである。

　なお本指針は実地医家，高血圧専門医の両者を対象とした，原則として成人の家庭血圧測定のための指針（ガイドライン）である。

第1章　家庭血圧概論：臨床的意義と応用

要　約
・家庭血圧は再現性が良好である。
・家庭血圧は診察室血圧より予後予測能が高い。
・家庭血圧は，薬効，薬効持続時間の評価にきわめて有効である。
・家庭血圧はテレメディシンにも応用できる。
・家庭血圧の高血圧診療への導入は，長期の高血圧管理を容易にする。
・家庭血圧測定は，服薬アドヒアランス，受診アドヒアランスを高める。
・家庭血圧は季節変動を捉える。また長期にわたる血圧変化を捉える。
・家庭血圧は白衣高血圧，仮面高血圧の診断にきわめて有用である。
・家庭血圧は朝の高血圧を捉える。深夜睡眠時血圧も装置によっては評価できる。
・家庭血圧は，糖尿病，妊娠，小児，腎疾患における血圧異常の診断に特に重要である。
・家庭血圧の医療経済効果は高い。

　今日，非医療環境下血圧測定には，ABPMと家庭血圧測定の二つがある。これら二つの測定法には，多くの共通点があるが，異なった特性もある。共通点としては，両者とも診察室血圧に比べて情報量が多いという点があげられる。ABPMは，行動を制限しない，日常活動下のある特定の1日の多数の血圧情報であり，時間との関係では台風情報に例えられる。一方，家庭血圧測定は，規定された条件下で，ほぼ同一時刻に，長期間にわたり測定された多数の血圧値であり，これは定点観測に例えられる。台風情報であれ，定点情報であれ，ともに時間との関連の血圧情報であることが，これら二つの血圧情報の特徴である。
　家庭血圧は，規定された条件下でほぼ同一の時刻に長期間にわたり測定されることから，その測定値の平均値は安定し，短期にせよ長期にせよ，再現性は良好である[23–25]。一方，ABPはある特定の1日のさまざまな内的，外的環境により影響を受けた血圧であることから，その平均値の再現性は家庭血圧より劣り[23,24,26]，またABPMより得られる血圧日内変動性の再現性もあまりよくない[27–30]。
　こうした家庭血圧の性格を診察室血圧，ABPとの対比で**表1**にまとめた[31]。

表1　家庭血圧測定法の特性

	診察室血圧	自由行動下血圧	家庭血圧
測定頻度	低	高	高
測定標準化	可(困難)	不要	可
短期変動性の評価	不可	可	不可
概日変動性の評価 (夜間血圧の評価)*	不可	可	一部可*
薬効評価	可	適	適
薬効持続時間の評価	不可	可	可
長期変動性の評価	一部可	不可	可
再現性	不良	良	最良
白衣現象	有	無	無

* 夜間就眠時測定可能な家庭血圧計が入手可能である。

高血圧治療ガイドライン2009より一部改変

1. 家庭血圧と予後

　家庭血圧の予後予測能は，ABPと同等[32,33]か，家庭血圧がやや良好である[34]と報告されている。この良好な予後予測能は，家庭血圧の血圧情報が安定していることによると考えられている[34-42]。また家庭血圧は，標的臓器障害をABPと同等か，よりよく反映するとする報告も多い[43-47]。

　ABPMは15分ごと，30分ごとといった血圧短期変動の指標をもたらし，これらは，予後予測の指標であることが報告されている[47-51]。それに対し，家庭血圧測定により得られる血圧の日間変動も脳心血管疾患リスクを予測すると報告されている[52-53]。

　家庭血圧と同時に測定された脈拍も予後予測能を有する[54]。

2. 家庭血圧と降圧薬の臨床薬理

　家庭血圧は，測定値の平均値が安定し，再現性が良好であることから，薬効の評価や薬効持続時間の評価にきわめて有効である。家庭血圧では偽薬効果が認められず[55]，降圧薬に対する降圧反応性の再現性は，家庭血圧でABPより高く[55]，降圧薬の効果の評価には家庭血圧が最も適当であると考えられている[56-58]。すなわち，薬効を評価するのに必要な対象数は，診察室血圧に比べて大幅に減少し，ABPより少ない[25,56,57]。

薬効の持続時間は，ABPによるtrough/peak（T/P）比を用いて評価することが可能とされてきた。しかし，ABPの再現性が必ずしも良好ではないことから，T/P比の再現性も不良である[59,60]。近年ではT/P比に加えて，家庭血圧によるmorning/evening（M/E）比あるいは，evening/morning（E/M）比が薬効持続の評価に優れているという報告もある[58,59,61]。

3. 家庭血圧とテレメディシン

家庭血圧測定装置の進歩により，測定値は電子データとして記録されることが多くなった。その結果，そうした情報が電話回線，あるいはインターネットを経由して転送され，医療判断の手段として[62–66]，また臨床薬理の手段として[66,67]，広く用いられるようになっている。このテレメディシンを用いることで血圧コントロールが改善すると報告されている[62,65,68–72]。

4. 家庭血圧と血圧管理

各国のガイドラインでは，家庭血圧は長期にわたる高血圧管理に最適であると述べられている[18–21]。

家庭血圧測定を高血圧診療に導入すると，診察室血圧のみに基づいた場合に比べ，降圧目標達成が容易になる[6,71,73–77]。また家庭血圧に基づいて降圧薬療法を行うと，よりすみやかに降圧目標に到達する[68,78]。

家庭血圧測定に行動療法を併用すると，血圧管理が改善すると報告されている[79]。また家庭血圧測定は，受診回数を減らし[68]，治療参加率を高める[80]。

家庭血圧は，患者自身により測定され，判断されうることから，家庭血圧に基づく降圧薬の自己調節の可能性が高血圧診療の視野に入ってきた[72,81,82]。

5. 家庭血圧とアドヒアランス

家庭血圧の測定は，医療，健康管理への患者自身の積極的な参加であり，結果として，服薬アドヒアランスの著しい改善をもたらす[83,84]。また家庭血圧測定に対するアドヒアランスが高ければ，血圧のコントロールは良好になると報告されている[85]。さらに家庭血圧測定に対してアドヒアランスの高い対象では，運動や食事の介入に対するアドヒアランスも高い[86]。

6. 家庭血圧と血圧の季節変動

　家庭血圧はABPと異なり，血圧の長期的推移を捉える方法として力を発揮する。たとえば，家庭血圧は季節変動をよく捉える[87-92]。こうした家庭血圧の季節変動に基づき，薬物の用量調整が容易に行える。

7. 家庭血圧と生理，病態生理

　家庭血圧は，降圧薬に対するわずかな反応を捉えうるのと同様，生活習慣の変容や昇圧刺激への曝露によるわずかな血圧の変化を捉える。たとえば，果物，野菜摂取による集団における降圧作用[93]，運動トレーニングの降圧効果[94]，受動喫煙による集団での昇圧反応[95]，両親の長寿と子供の低い血圧[96]，高血圧候補遺伝子の組み合わせと高血圧発症の関係[97]などである。家庭血圧は，個人のなかでの血圧の変化を捉えるのにも，個人間あるいは集団間の血圧を比較するのにも，優れた指標となる。

　ことに，血圧という表現型の妥当性，厳密性は，遺伝子関連研究の結果の決定要因であり，その際，きわめて家庭血圧が有用であると考えられる[98]。

8. 特殊条件下での家庭血圧測定

　家庭血圧は，非医療環境下情報であり，原則的に自己測定血圧である。また長期間にわたり，時間との関連で血圧情報を得ることができる。このような性格に基づき，家庭血圧は白衣高血圧，仮面高血圧，早朝高血圧の診断に不可欠な手段となっている。また一部の家庭血圧計では深夜睡眠中の血圧情報を得ることも可能である。さらに，長期にわたる血圧変動や，本来変動の著しい血圧値を，平均値という安定した血圧情報にする方法としてこれが用いられる。たとえば，妊娠中の家庭血圧測定であり，小児の家庭血圧測定である。また，日常の血圧管理が予後に決定的な影響を及ぼす，人工透析患者や糖尿病患者の高血圧診断や治療における，家庭血圧測定の有用性を述べた報告が多い。

1）白衣高血圧・白衣現象（効果）

　医療環境下（外来など）で測定した血圧が常に高血圧（140/90 mmHg以上）で，非医療環境下で測定した血圧（家庭血圧，ABP）は正常である状態を白衣高血圧という。一般には家庭血圧の存在により診断される。AHAでは白衣高血圧を家庭血圧でスクリーニングし，ABPを用いて最終診断することを勧めている[15]ことから，必要に応じてABPMを行うことも考慮するが，一般臨床では家庭血圧

による診断が実用的である。なお，白衣高血圧は未治療者における定義である。診察室血圧と家庭血圧の差は治療中の対象でも認められる。この現象を白衣現象（効果）と呼ぶ。治療中の患者で，医療環境下血圧が高血圧かつ非医療環境下血圧が正常である場合，「治療下白衣高血圧」と特定しなければならない。白衣高血圧・白衣現象の診断に家庭血圧測定は不可欠である。白衣高血圧が有害か無害かはまだ確定していないが，家庭血圧に基づいた研究によれば，白衣高血圧から真性高血圧への移行の確率は，真の正常血圧より高いこと[99,100]が知られている。

家庭血圧に基づいた白衣高血圧の頻度は，一般住民のコホートで38-58％[101-103]，未治療高血圧で15％[104]，治療中高血圧の12-19％[105-107]と報告されている。

白衣高血圧の予後は，基礎となる家庭血圧のレベルに依存する。すなわち，家庭血圧の正常高値（125-135/80-85 mmHg；第9章参照）を含めて正常とすれば，おのずから白衣高血圧の予後は不良な傾向を示すが，至適血圧（120/80 mmHg未満；第9章参照）を家庭血圧の正常とすれば，白衣高血圧の予後は良好と判定されるのが一般的である。

2）仮面高血圧

白衣高血圧とは逆に，診察室血圧は正常であり，非医療環境下での血圧値が高血圧状態にあるものを呼ぶ。一般には家庭血圧測定により捉えられる。治療者，未治療者を問わず認められる。診察室血圧では，遮蔽（マスク）された高血圧という意味で仮面高血圧（masked hypertension）と呼ばれる。朝の血圧で判断される仮面高血圧にはnon-dipper, riser, モーニングサージなどの血圧日内変動の一部としての朝の血圧上昇[108,109]や，降圧薬の薬効持続が不十分で，次回服用前の血圧が高血圧レベルに上昇してしまった結果の朝の高血圧が関係する[110]。仮面高血圧の不良な予後は明白である[42,111]。職場高血圧も仮面高血圧の一つである。家庭血圧に基づく仮面高血圧の頻度は，一般住民のコホートで10％内外[102,103]，治療中の高血圧患者で11-33％[107,112,113]と報告されている。

3）早朝高血圧，朝・晩の家庭血圧

早朝高血圧の厳密な定義はないが，早朝起床後の血圧が特異的に高い状況を早朝高血圧ということができよう。家庭血圧，ABPの測定で捉えられる絶対値としては，たとえば朝の家庭血圧が135/85 mmHg以上の場合，早朝高血圧といえるが，特異的に朝の血圧が高いというためには，たとえば朝の家庭血圧が，就寝前の家庭血圧に比べて高いという状況が見いだされなければならない。この早朝

高血圧をもたらす血圧日内変動には二つの形がある。一つは夜間低値の血圧が早朝覚醒前後に急激に上昇して高血圧に至るモーニングサージ，もう一つは，夜間の血圧降下が消失したnon-dipper，あるいは夜間に血圧上昇を示すriserに認められる早朝高血圧である。両者とも心血管病のリスクになりうると考えられている[108,109,114-117]。

家庭血圧は一般に朝・晩の2機会に測定される。本邦からの報告によれば，朝の家庭血圧は，晩の家庭血圧より高い[113,118]。本邦では朝・晩較差の主たる要因は，降圧治療，アルコール摂取，入浴であることが報告されている[119-121]。この家庭血圧の朝・晩較差の大きいものでは，左室肥大などの標的臓器障害が著しい[122-125]。しかし，晩の家庭血圧の予後予測能も高い[116,126]。

一方，欧州からの報告では，朝と晩の家庭血圧に差がない。あるいは，晩の家庭血圧が朝の家庭血圧より高いとする報告が多い[127,128]。これには血圧の測定時刻の違い（欧州では主に夕方，日本では主に夜就寝前に測定）が一部関与するものと考えられる。また日本人と欧州人の入浴などの生活習慣の差も関与しているかもしれない。

4）夜間血圧

一般的に夜間睡眠時の血圧はABPMによって捉えられる。近年，夜間睡眠時の血圧を測定しうる家庭血圧計が開発され，ABPMと同様の能力をもつに至った[7,129,130]。これに連動して，ABPMと同様の機能を有する家庭血圧測定装置も開発され，これら二つの方法の差は小さくなった[131,132]。一般に，睡眠状態の評価は，装置の作動を翌朝に思い出せるかどうかにより行われるが，ABPMによる夜間血圧測定は30分から1時間ごと，すなわち頻回に測定されることから，測定回数が一晩に8回から16回あり，本来的に睡眠状態と血圧の関係を捉えることはできない。家庭血圧による深夜睡眠時の血圧は，設定にもよるが，一晩に多くて数回の測定であり，血圧測定時の睡眠の質と夜間血圧の関係が捉えられる[7]という大きな利点を有している。

近年，朝の血圧とともに，深夜の血圧や日内変動パターンが臓器障害や予後との関係で注目されている。血圧変動パターンとして，昼間の血圧レベルより10–20％夜間降圧するものを正常型（dipper）とし，0–10％の夜間降圧を示すものを夜間非降下型（non-dipper），夜間に昼間より高い血圧を示すものを夜間昇圧型（riser），および20％以上の夜間降圧を認めるものを夜間過降圧型（extreme-dipper）と分類している。non-dipperやriserの予後が不良であることは疑いな

い[108,133-136]。non-dipperやriserではdipperに比較して，無症候性ラクナ梗塞，左室肥大，微量アルブミン尿などの高血圧性臓器障害を高率に認める[134,135,137]。また，前向き研究において，non-dipper群はdipper群に比較して心血管事故のリスクが高いことが示されている[108,135-137]。大迫研究の成績によれば，正常血圧者においても，non-dipperの心血管事故リスクは高い[136]。このような観点から夜間血圧の臨床的意義が注目されている。また夜間血圧の上昇は，直線的に心血管病のリスクを上昇させるとする大規模介入試験[138]や国際協同研究の成績があり[139]，夜間血圧も低いことが予後の改善につながると考えられる。今後，家庭血圧の応用は，睡眠の質と関連した深夜の睡眠時血圧レベルの評価や，日内変動の検索へ広がるであろう。

9. 各種病態における家庭血圧測定

家庭血圧は，長期にわたる自己測定という特徴から，血圧管理がその予後に決定的な影響を与える慢性疾患の管理に広く導入されている。AHA/ASH/PCNA声明[20]や2008年ESH家庭血圧測定ガイドライン[18]では，糖尿病，妊娠，小児，腎疾患の管理における家庭血圧の重要性を強調している。

1）糖尿病

国際糖尿病連合もまた，糖尿病患者の管理に家庭血圧を用いることを推奨している[140]。

J-HOME研究によれば，診察室血圧が130/80 mmHg未満にコントロールされている糖尿病患者の7%は家庭血圧が130/80 mmHg以上であったと報告されている[141]。また糖尿病患者においては，朝の家庭血圧が，診察室血圧に比べて，より標的臓器障害を反映すると報告されている[89,115,142]。看護師と協調してテレメディシンを用い家庭血圧を指標とした管理を行えば，糖尿病患者の血圧はよりよく降下するとの報告もある[143]。

2）妊娠

妊娠期間中，出産後には，血圧の長期的，短期的変動が生じる[92]。子癇前症，子癇の早期発見，早期・予防的介入に家庭血圧測定は最も理想的な方法である[144]。妊娠における家庭血圧に基づく白衣高血圧も高頻度に認められている[145,146]。妊娠期間中の血圧変動が季節により大きく影響されることは，妊娠高血圧の診断，前子癇の診断に重要である[144]。

3）腎疾患（慢性腎臓病，人工透析）

　腎疾患には，しばしば高血圧が伴い，また腎障害の進展にとって高血圧は最大のリスクとなる。一般住民において，家庭血圧測定により仮面高血圧が明らかになった人では慢性腎臓病のリスクが高いと報告されている[147]。人工透析患者においては，その予後を決定する最大の要因は脳心血管病の合併であり，高血圧の管理はきわめて重要である。しかし，透析センターにおける血圧測定値は大きく動揺し，その血圧値は予後を反映しにくいことが報告されている。家庭血圧は透析患者の日常の血圧をよりよく反映することが知られている[148]。また透析患者において家庭血圧の測定は，血圧コントロールを改善させる[149,150]。

4）小児における家庭血圧

　小児においても白衣高血圧，仮面高血圧はあることから，やはり家庭血圧の測定はことに高血圧の診断上有用であると考えられる[151]。しかし成人の家庭血圧とは異なり，小児では家庭血圧の方が，診察室血圧や昼間ABPより高いと報告されている[151,152]。

10. 家庭血圧の医療経済効果

　ABPMの高血圧診療への導入は，医療経済効果の高いことが証明されている[153,154]。家庭血圧がABPと同様の情報をもたらすならば，家庭血圧の医療経済効果も高いことが予想される[155]。事実，すでに家庭血圧計が大多数の高血圧患者によって使用されている本邦においては，家庭血圧の高血圧医療への導入は，年間約1兆円の医療費削減につながっている[156,157]。これは主として白衣高血圧，仮面高血圧のスクリーニングによる効果である。また大規模介入試験の結果，家庭血圧の導入は，薬剤使用量の減少を介して医療費の削減につながることが報告されている[68,78]。

第2章　家庭血圧測定装置

> **指針1**
> **装置**：家庭用血圧計は聴診法で裏付けを得たカフ–オシロメトリック法に基づく上腕–カフ血圧計を用いることが推奨される。

聴診法（マイクロホン法）とカフ–オシロメトリック法

　古くは血圧自己測定装置として，水銀血圧計，アネロイド血圧計と聴診法に基づいた装置が用いられてきたが，これらは水銀の環境汚染問題，圧力計の信頼性の欠如に加え，聴診法という主観が介在し，繁雑な手技を必要とする方法であることから，必ずしも高い評価は得られず一般化には至らなかった。1960年代には，いわゆるマイクロホン法が登場し電子血圧計の先駆けとなったが，マイクロホン法は，その機械的特性から高価になり，故障も多くさらにKorotkoff（K）音，ことに第5点の同定に大きな難点があった[158]。たとえば拡張期血圧同定における聴診間隙をはじめとする致命的な欠陥が内在し[158]，マイクロホン法も本格的な普及には至らなかった。

　その間，歴史的には1800年代から見いだされていた動脈拍動を，カフ内圧拍動として捉えるカフ–オシロメトリック法の理論的解析が進み，1969年にはPoseyら[3]が最大カフ振幅が平均血圧に一致することを見いだし，その原理的裏付けがなされた。カフ–オシロメトリック法は本来，平均血圧を捉える方法であるが[3]，その後さまざまな実験的検証により，カフ減圧に伴うカフ–オシレーションの漸増，漸減パターンからSBP，DBPが推定可能であることが見いだされた。これを基本アルゴリズムとして，こうした変曲点に相当する血圧値を聴診法でいうSwanの第1点と第5点に近づけるよう製造各社は努力し，その結果，基本アルゴリズムは微妙に修正されてきた。今日では，カフ–オシロメトリック法による電子自動血圧計が家庭血圧測定の主流を占めるに至った。

　本質的にはK音とカフ振動という基本的原理の異なる測定法であるため，この二者には厳然と差異が存在する。にもかかわらず，カフ–オシロメトリック法が家庭血圧測定法の主流となってきたのは，本法がカフ振動というきわめて単純な信号を基礎としており，したがって血圧計には圧力計のみがあるという単純な構造であることから，断線などの故障が少なく，装置のコストダウンが可能になり，それがカフ–オシロメトリック装置の製造に拍車をかけ普及の原動力となった。また周囲の騒音による影響を受けないことから，一般家庭や医療現場において，

より高い信頼性が得られるという点も普及の理由の一つである。

　今日では一部K音法を併用した装置を除き，大多数はカフ–オシロメトリック法に基づく装置である。また診療用の自動血圧測定装置もなんら原理的な検証もなく，K音法からカフ–オシロメトリック法の装置に変換されていることは，ある意味ではまことに不思議な現象といえる。このように血圧測定において，水銀血圧計を用いたK音法は駆逐されつつあるが，本来，間接血圧測定の基準はK音法である。これまでの臨床研究，疫学研究は，原則としてこのK音法によって得られた診察室血圧あるいは健診時血圧による。カフ–オシロメトリック法で得られた血圧値による臨床データ，疫学データは，この方法による血圧値の蓄積をまって再評価されなければならない。

　また製造各社によるアルゴリズムの差は，カフ–オシロメトリック法による高血圧診療に常に灰色の部分を残す。現実には装置の精度は聴診法を基準に評価されており，聴診法以外の基準血圧を得ることは難しい。問題は聴診法に少なからず主観性，不正確性が存在することである。これを排除するにはマイクロホンによるK音信号を，公開された信頼できるアルゴリズムで処理し，血圧計原器を作製し，それに基づく血圧値をカフ–オシロメトリック法を評価するための基準とするなどの客観的評価法が模索されるべきである。

　客観的かつ正確な評価を行うことは，製造各社によって異なるアルゴリズムが使用されているカフ–オシロメトリック法による装置が，真の市民権を得る上でも重要な条件である。現状の血圧測定の多くがこのカフ–オシロメトリック法に依存することから，こうしたデータの蓄積と評価法の完成がまたれる。

第3章 測定部位と腕帯

> **指針2**
> **測定部位**：上腕。
> **腕帯**：家庭用血圧測定装置の腕帯は軟性腕帯を使用するのが望ましい。標準的体格の対象では硬性腕帯も適用となる。極端に太い腕，細い腕ではそれぞれ大型カフ，小型カフの使用が望ましい。小児においても上腕サイズによっては小型カフの使用が望ましい。
> **測定姿勢**：測定においては座位でカフが心臓の位置にあるよう指導する。また腕は伸ばした状態で上腕の筋肉の緊張をとくため，前腕を机，テーブルの上に置き，必要ならば枕などの支持を用いる。
> **測定腕**：原則的に利き腕でない側の腕を用いるが，左右差の明らかな場合は常に高く出る側の血圧測定を勧める。

1. 測定部位

　オシロメトリック法は動脈拍動のあるところであるなら，すべての部位に応用可能である。しかし，臨床的血圧測定の標準部位は上腕であることから，他の部位における測定値を臨床判断に用いる際には問題が生じる。

　現在，家庭血圧測定に用いられる測定部位は上腕，手首，指の3部位である。一時期，指の血圧計がその利便性からかなりのシェアを占めたが，その後の臨床研究成績から，指基部の血圧は上腕とは生理的に異なることや，末梢血管のスパスム，水柱圧補正の問題などから，誤差の大きいことが確定され，製造各社は大幅にその製造を減らしている。

　代わって近年，手首血圧計の占める割合は急増した。本邦においては1999年ころのシェアの35％は手首血圧計であり[13]，ドイツに至っては50％が手首血圧計であると報告された。手首血圧計は利便性，携帯性に優れていることから，そのシェアを大きく拡大したが，現状の手首血圧計には大きな問題点がいくつかある。その最大の問題は，水柱圧較差である。

　血圧測定の基準位置は右心房である。右心房から，10 cm下位に測定部位があると，SBP, DBPともに約7 mmHg上腕（右心房の位置）での血圧値より高くなる。逆に10 cm上位にあると約7 mmHg低く測定される。手首血圧計の説明書には，「必ず手首を心臓の位置に置くこと」が指示されている。しかし使用者が自らの心臓の位置，ことに右心房の位置を正しく把握しているとはかぎらない。現実には，

心尖拍動部位を心臓の位置と認識する人々が多く，右心房の位置とは5–10 cmの水柱圧差がある。したがって10 cmの水柱圧較差は日常の測定で容易に出現する較差である。この10 cm水柱，すなわち7 mmHgの較差は診断上，また公衆衛生上，きわめて大きな影響がある。ちなみに臥位で手首を心臓の位置に置けば，必然的に手首は心臓より5–10 cm高い位置にあることになり，上腕血圧より3.5–7 mmHg血圧を低く測定することになる。上腕測定時にもこの水柱圧較差の問題は常に意識されるべきであり，家庭血圧測定時の上腕の位置に関する指導は十分に行われるべきである。

手首血圧計では，仮に水柱圧補正がなされた場合でも，もう一つの問題がある。それは手首の解剖学的特性によるものである。手首には橈骨動脈，尺骨動脈の2本の動脈が併走し，またその位置は橈骨と尺骨の上にあり，かつ，手首の腹側には長掌手腱をはじめとする腱が走り，これら三つの硬度の高い組織に包まれた形で2本の動脈が走行する。そのため手首にカフを巻き加圧しても，動脈の完全な血流遮断が達成されないことがあり[159]，その結果，ことにカフ–オシロメトリック法上のSBPの判断に深刻な影響が現れる。すなわち現時点では手首血圧計は誤差を生じさせる要因が多く，臨床判断に用いる測定装置としては適切とはいえない。近年，位置センサーにより水柱圧補正が行われないと（手首が心臓の位置にないと）作働しない手首血圧計が開発されており[160]，これは十分に理解力のある人々にとっては有力な装置といえるが，それでもなお手首の解剖学的問題点を解決していない。

手首血圧計が利便性において優れていることは明らかである。また上腕カフ法には着衣の状況，腕帯装着部位（肘関節にかかってはいけない），上腕周径の問題などさまざまな誤差の要因がある。少なくとも手首はこれらの問題を比較的解決しやすい測定部位であり，将来の測定部位としては十分に可能性がある。

しかし，標準的な手技に従った測定法に基づく上腕カフ血圧計による血圧測定が本作業部会での指針となる。標準的な上腕カフ血圧計による血圧測定は，JSH2009に示された診察室血圧測定法に準じるが，家庭血圧測定に適応される測定法を**表2**に示す。この際，標準的な血圧測定手技は十分熟知されている必要がある。ことに上腕カフが心臓の位置にあること，腕は伸ばした状態で，上腕筋群の緊張をとくために前腕を机，テーブルなどの上に置き，必要ならば枕などを用いることを指導することが大切である。測定時，メリヤスのシャツやワイシャツなど薄地の着衣の上にカフを巻くことは実用上許容されているが，厚手のシャ

ツや上着の上にカフを巻くなどのことは，大きな測定誤差をもたらすことを指導しなければならない。

2. 腕帯

現在の自動血圧計には硬性腕帯と軟性腕帯があるが，硬性腕帯は肥満者では十分に上腕にフィットせず，誤差の原因となるので，原則的には軟性腕帯を用いるべきである。しかし硬性腕帯は装着が容易であり，標準的な体格の対象にとってはかえって正確な腕帯の装着が可能な場合もある。カフ−オシロメトリック法においては，腕帯の幅は必ずしも製造者により統一されていない。これは動脈の血流遮断が完全に保障されているという前提で，American Association of Medical Instrumentation（AAMI）[161]，American National Standards Institute, Inc.（ANSI）[162] により許容されている。

極端に太い腕，細い腕ではそれぞれ大型カフ，小型カフを用いることが望ましい。小児においては上腕のサイズにより小型カフを用いることが望ましい。

3. 測定腕

一般診療においては，血圧は左右差を確認することが規定されているが，家庭用の自動血圧計では，利き腕でない側にカフを巻くことが一般的である。診察室（外来）において一度は左右差を調べ，大きな左右差のある場合は高い血圧値を示す側での自己測定を勧めるべきである。なお，20 mmHg以上の較差であれば，低い圧の側の動脈に狭窄などの異常が疑われる。測定条件をできるかぎり一定にするため，左右いずれの腕で測るかを決めておくのがよい。

第4章 装置の精度確認

> **指針3**
> **精度確認**：ある個人と装置の適合性は聴診との較差が5mmHg以内であることを必要とする。検定には片側交互法あるいは両側同時法を用いることが推奨される。装置の精度確認は使用開始時とともに使用中も定期的に行われることが推奨される。

　現在，家庭用電子血圧計に用いられている圧センサーは，過去に用いられた歪みセンサーではなく半導体センサーであることから，その精度は高く，直線性も優れ，耐久性もきわめて良好である。したがって，かつては各センサーの精度を基準水銀柱で比較するという作業が必要であったが，今日の圧センサーではその必要はまったくないといっても過言ではない。事実，基準水銀マノメータは臨床現場にはなく，一般に使用されている水銀マノメータが種々の要因でむしろ誤差が多く，そうしたマノメータで比較することはかえって好ましくない結果を生む。

　装置の精度確認には二つの意味がある。一つはある機種の装置が臨床応用に耐えうるか否かの確認であり，もう一つはある個人においてその装置が適正に血圧を測定しているかの確認である。

　かつて家庭用血圧計の精度検定は，水銀血圧計と自動血圧計をY字管で結び，装置の測定と水銀柱／聴診法の読みとの間の較差をみることで行われていたが，この方法には大きな問題がある。聴診法のカフ排気速度は1拍あたり，あるいは1秒あたり2–3mmHgと定められている[163,164]。ところが，近年の自動血圧計はカフ−オシロメトリック法を用いており，その原理上，カフ圧の漸増・漸減を利用したアルゴリズムでSBP，DBPを決定していることから，排気速度を限界まで速める方式を採用している。測定時間の短縮は被験者の負担を軽くすることになり，その装置の特性として宣伝されている。そこでY字管で水銀柱と自動血圧計をつなぐと，聴診上，大きな誤差が生じることになる。ちなみに，速い排気速度は聴診上のSBPを低く，DBPを高く判定する。したがって，かつてのY字管を用いた比較法は応用できない。

　しかし，同時聴診法が比較の最善の方法であることから，各装置が検定モードを備え，十分に遅い排気速度で聴診法と血圧値を比較できるようにすることが望ましい。ところが，オシレーションの漸増・漸減カーブが排気速度に依存して変化するという事実があり，この同時同側比較は実際には不可能である。

したがって，次に推奨される方法は逐次法（sequential method）である．これは同側上腕に水銀カフ血圧計と自動血圧計を交互に（逐次）装着し，この二者の較差をみる方法であり，欧州高血圧学会の国際プロトコール[16,165]では，聴診4回，装置3回の測定が勧められている．本指針では少なくとも聴診による2回の測定，装置による2回の測定を推奨する．

同時両側上腕測定は，血圧値の左右差の問題はあるが，同時性については逐次法より優れている．この方法を用いる場合には装置と聴診の腕を交互にかえて繰り返し同時測定を行い，その差の平均を求める必要がある．この場合は両側同時測定を，腕をかえて少なくとも2回行うことが推奨される．世界的には逐次法が一般的と考えられる．手首血圧計が用いられる場合には，逐次法あるいは同時両側測定による精度検定が必ず行われなければならない．

ある装置が臨床応用に耐えうるかの検定は，一般に専門機関において行われるが，現状では年齢と血圧レベルの十分な幅をもった一定数以上の集団において，聴診法を基準として行われている[16,160,165]．K音法が基準となることは今後も変わらないと思われるが，聴診法という主観的方法が用いられることには大きな問題が残る．将来的には国際的に統一された「血圧計原器」が製作され，それとの較差を用いて装置の精度を表示するべきである．

一方，ある個人における臨床的検定は，日常診療のなかで聴診法によって行われることになる．

2008年，本邦では年間約350万台の家庭血圧装置が出荷され[166]，3500万台が各家庭に配置されている．家庭血圧計が，ある個人の血圧値を正確に測定しているか否かは，臨床的に，また公衆衛生学的にきわめて大きな問題である．したがって，装置の精度の確認は臨床上きわめて重要であるが，これが医療機関において必ずしも的確に行われているわけではない．その最大の要因は，比較法に関する情報の欠如と経済的裏付けの欠如である．装置の精度の確認に経済的裏付けがあれば，家庭血圧計の精度確認はもっと一般的に行われるであろう．血圧計精度確認行為を保険適用とすることが望まれる大きな理由である．

British Hypertension Society（BHS）の血圧計の精度判定[167]では，多数の対象を用いた検定で，個々人で装置によって得られる血圧値と聴診法の値の較差が5mmHg未満にある頻度が高いものを，精度の高い装置としている．したがって，ある個人でその装置の値が聴診法による値との差で5mmHg未満であるなら，その個人にとってその装置は，臨床判断の手段として適当であると判断される．し

かし，その装置がほかの人にとっても適当であるか否かは，その装置で血圧を測定し，精度の確認をしてみなければ不明である．

また，AAMIの装置の精度判定[161]は，聴診法との平均較差が5 mmHg以内でその標準偏差が8 mmHg以内にあるべきと規定している．となると，平均較差＋1SD値で最大13 mmHgの較差が許容範囲に入り，AAMIの規格に適合した装置とはいえ，ある個人にとってその人の血圧値を適当に測定している装置とは必ずしも評価されない例が多く出てくる．一般的な装置の精度評価成績と，ある個人にとってその血圧計が適切であるか否かは別の問題である．したがって，ある個人において聴診との較差が5 mmHg以内の装置をその個人に適した装置とするのが臨床的には妥当と思われる．

家庭血圧計は，使用開始時の精度確認とともに定期的に（原則的に1年に1回）精度確認の行われることが望ましい．

なお，現在使用されている家庭血圧値の精度検定の成績は，http://www.dableducational.orgに記載されており，ここに記載された装置以外の装置の精度は保証されていない．

第5章　測定条件

> **指針4**
> **測定条件**：家庭血圧は以下の条件で測定されることが望ましい。
> 朝の家庭血圧は起床後1時間以内，排尿後，座位1–2分の安静後，服薬前，朝食前とする。晩の家庭血圧は就床前，座位1–2分の安静後とする。

　ABPMは，ある特定の1日の15–30分ごとに連続性をもって，時間と関連する血圧値を得る方法であり，本来，測定条件を設定することはその性格にそぐわない。一方，家庭血圧測定はできるかぎり一定の条件で，長期間にわたり同時刻に測定することを特徴としている。米国合同委員会第7次報告[9]，WHO/ISHガイドライン[10]，ESH–ESC 2007年ガイドライン[19]のいずれも，こうした家庭血圧の臨床的価値を高く評価しているが，いずれのガイドラインにおいても測定条件の標準化を含んでいない。唯一，日本高血圧学会の『高血圧治療ガイドライン（JSH）2009』のみが詳細な家庭血圧測定条件を設定している[21]。家庭血圧はさまざまな環境的要因で大きく変動する[168]。American Society of Hypertension Ad Hoc Panel[169]は，週日（労働日）と休日の測定を勧めている。また，1日のどの時間に測定するかは大きく自己血圧測定値に影響する[169]。

　さて，ここで家庭血圧測定の目的をあらためて考察してみよう。いずれのガイドラインあるいは勧告においても，家庭血圧の特色として良好な再現性と安定性がうたわれている。その根拠となるのは多数の測定値である。そうした性格から，家庭血圧は臨床薬理における薬効評価，薬効持続の評価，治療抵抗性高血圧，白衣高血圧，仮面高血圧の診断にきわめて有効である。また近年，朝の高血圧が注目されている。朝の高血圧はABPMでも捉えられるが[170]，臨床的に朝の高血圧を捉える最も一般的な方法は家庭血圧測定である。また，朝の高血圧と関連して仮面高血圧が注目されている。これは診察室血圧が正常（140/90 mmHg未満）であるにもかかわらず，朝の家庭血圧が高い（135/85 mmHg以上）ものが含まれる。この仮面高血圧は，降圧薬の薬効持続が不十分であったり，異常な血圧日内変動を示す場合にもたらされる。

　したがって，家庭血圧により良好な再現性と安定性が与えられ，朝・晩以外の血圧測定値も得られるのならば，家庭血圧の臨床的有用性はさらに増すことが予想される。

　家庭血圧測定法（**表2**）は，診察室血圧測定法に準ずるが，家庭血圧は長期間繰

り返し測定することを前提とする．したがって家庭血圧測定においては，測定のアドヒアランスが最も重視されるであろう．どのような条件であれ，まず測定することが大切である．その上で，臨床における共通の医療情報としての価値を高めるため，統一した条件下で測定することが望ましい．近年，欧米諸外国において，非医療環境下血圧測定，あるいは家庭血圧測定に特化した測定ガイドラインが提示された[15,18,20]．これに先立ち，日本高血圧学会は『家庭血圧測定条件設定の指針』を上梓し[13,14]，また『高血圧治療ガイドライン（JSH）2009』[21]も家庭血圧測定条件について詳述している．そこで，2003年に上梓された『家庭血圧測定条件設定の指針』の基本方針を踏襲し，その後，欧米から提示されたガイドラインを参考に，家庭血圧測定条件について，現状で最も適当と思われる指針を提示する．

家庭血圧は朝と晩に測定することを勧める．朝・晩に家庭血圧を測定することはこれまでの多くの研究において一般的に行われており，各国のガイドラインにも明記されている．そこでまず朝の血圧測定条件を示す．

1. 朝の血圧測定条件

1）測定時間

朝とは，一般には覚醒後の数時間をいう．覚醒前，あるいは午前中いっぱいを含めて朝と表現することもあるし，昼（12時）に近い朝もあろうが，ここでは覚醒後で，昼には至らない午前10時ころまでを朝と定義することとする．さらに朝の家庭血圧測定は，覚醒後1時間以内に行うと設定している．この測定条件は厳密さに欠けるとの批判が予想される．より厳密に覚醒直後，覚醒後10分以内などの条件設定も考えられよう．しかし，家庭血圧測定において大切なことは，対象が長期にわたり自己血圧を測定することである．あまり厳密な時間設定は測定のアドヒアランスを低下させることになる．

しかし，覚醒後1時間以内にはさまざまな環境要因による修飾が含まれることから，以下の条件を設ける必要がある（なお，シフトワーカーにおいては，覚醒後1時間が朝とは限らない．したがって，その場合，覚醒後1時間の条件はそのまま残し，測定時間を明記させることとする）．

2）排尿後

一般に人は覚醒後早期に朝の排尿を行う．排尿前は膀胱の充満により血圧は高く，排尿とともに血圧は降下する[171]．したがって，排尿後という条件設定により，

覚醒直後のいくつかの生理的環境が統一される。事実，ABP記録によると，覚醒直後の血圧が際立って高い対象が相当数認められる。したがって，排尿という一定の行動負荷をかけることで，測定条件は統一され血圧は安定する。

3) 座位1-2分間の安静

この体位に関する基準は，世界のガイドラインの一般的血圧測定姿勢を反映させている。日本人の場合，あぐら，正座も座位に相当するが，これは生活習慣の差であり，対象が通常座位とする姿勢で測定させることとする。厳密には椅子座位とあぐら，正座ではわずかな血圧差が生じるはずであるが，本指針では，日常生活形態を重視し，測定アドヒアランスを高めるために単に「座位」とする。座位が不可能な場合は，臥位での測定は当然認められる。なお臨床現場での血圧測定では測定前5分間の安静が求められているが[9,12,15-17,19,21]，本指針では測定アドヒアランス改善を含めた，より実践的な条件設定として，家庭血圧測定では測定前1-2分間の安静とした。なお，AHAの2005年血圧測定に関する声明においては，家庭血圧は安静後3-5分後に測定する[15]としており，本邦のガイドラインに近い勧告をしている。

4) 降圧薬服用前

家庭血圧測定の大きな目的に降圧薬の薬効評価がある。朝服薬前の家庭血圧は，trough効果を示す時間帯の血圧であり，これを捉えることにより，薬効の持続を評価することが可能である[61]。なお，近年，朝の高血圧が注目され，これを抑制する目的で起床直後の服薬が指示されている場合がある。この場合も原則は服薬前であるが，服用後5-10分であるならtrough効果を捉えるのにあまり問題はない。しかし，原則は服薬前であることを十分に指導する。また，晩に服薬している患者では，JSH2009ガイドラインと同様に，本指針においても薬効を評価する目的で晩服薬前に追加的に測定することを勧めている(**表2**)。

5) 朝食前

食事は生活習慣のなかで，大きく血圧に影響を与える要因である。食事中は血圧が上昇し，食後は下降するのが一般的であり，ここに大きな血圧変動がある。したがって，そうした変動要因を除外する目的で朝食前とすることは大切であろう。また夕食前の測定も追加的に勧めている(**表2**)。

表2　家庭血圧測定の方法・条件・評価

1. 装置	上腕カフ–オシロメトリック法に基づく装置	
2. 測定環境	1) 静かで適当な室温の環境[*1]。 2) 背もたれつきの椅子に足を組まず座って（あるいはあぐら, 正座で）1–2分の安静後。 3) 会話を交わさない環境。 4) 測定前に喫煙, 飲酒, カフェインの摂取は行わない。 5) カフ位置を心臓の高さに維持できる環境。 6) 薄地の着衣の上にカフを巻くことは実用上許容される。	
3. 測定条件	1) 必須条件 　a) 朝　　起床後1時間以内 　　　　　排尿後 　　　　　朝の服薬前 　　　　　朝食前 　　　　　座位1–2分安静後 　b) 就床前　座位1–2分安静後 2) 追加条件 　a) 指示により, 夕食前, 晩の服薬前, 入浴前, 飲酒前など。 その他適宜。自覚症状のある時, 休日昼間, 深夜睡眠時[*2]。	
4. 測定回数	1機会1回以上（1–3回）[*3]	
5. 測定期間	できるかぎり長期間	
6. 記録	すべての測定値を記録する	
7. 評価の対象	朝各機会1回目の5日（5回）以上の平均値, 晩各機会1回目の5日（5回）以上の平均値, すべての個々の測定値およびそれらの平均値	
8. 評価	高血圧　　　　朝・晩それぞれの平均値≧135/85 mmHg 正常血圧　　　朝・晩それぞれの平均値＜125/80 mmHg 正常高値血圧　朝・晩それぞれの平均値125/80 mmHg以上135/85 mmHg未満	

[*1] ことに冬期, 暖房のない部屋での測定は血圧を上昇させるので, 室温への注意を喚起する。
[*2] 深夜睡眠時の血圧を自動で測定する家庭血圧計が入手しうる。
[*3] あまり多くの測定頻度を求めてはならない。
注1　家庭血圧測定に対し不安をもつ者には測定を強いてはならない。
注2　測定値に一喜一憂する必要のないことを指導しなければならない。
注3　測定値に基づき, 勝手に降圧薬の中止や降圧薬の増減をしてはならない旨を指導する。

高血圧治療ガイドライン2009より一部改変

2. 晩の測定条件

　晩の家庭血圧測定条件の設定は困難であることが多い。ことに, 通常勤務者, 主婦などに夕食前, 入浴前, 飲酒前, 晩の服薬前といった条件を指示しても守られないことが多いと思われる。しかし, 薬効評価や薬効持続の評価には, 夕食前や晩服薬前の測定が必要になることも多い。晩の測定アドヒアランスを高める方

法としては，"夜間就床前"を条件とすることも考えられる。この場合，入浴後，飲酒後，ときには服薬後など，いずれも血圧を低下させる方向に働く要因が含まれることがある。したがって，夜間就床前の条件で測定した晩の家庭血圧は，朝の家庭血圧より低値をとる傾向にあることを認識しなければならない[114,119]。一般には晩の血圧は朝の血圧よりSBPで数mmHg低い程度であるが，高血圧者では10–20 mmHg程度，晩のSBPが低いことが本邦の大迫研究で判明している[119]。こうした朝・晩の家庭血圧較差は欧米でも認められているが，晩の家庭血圧が高いとする報告[128,129]もあり，日本人と欧米人の生活習慣の差が反映されているのかもしれない。また就床前の血圧は，今日一般に用いられている朝1日1回投与の降圧薬の効果という観点からは，服用後12時間から16時間後の血圧であり，peak効果に近似すると思われる。近年このpeak効果に近似した晩の家庭血圧の薬効と朝服用前の薬効（trough効果）の比較で，morning/evening（M/E）比が薬効の持続評価に用いられている[61,62]。また，朝の高血圧を抑制する目的で，晩あるいは就床前に降圧薬を服用させる傾向にある。この際は朝の血圧はpeak効果に近似し，晩の血圧はtrough効果に近似する。この場合は，晩あるいは就床前の服薬前に家庭血圧を測定することになり，薬効持続はevening/morning比（E/M）で示される。またJSH2009ガイドラインに従い，本指針においても夕食前，晩の服薬前，入浴前，飲酒前にも追加的に測定することを勧めている（**表2**）。

3．深夜（睡眠時）の測定

近年，家庭血圧測定装置のICメモリーと時計を用い，時計をタイマーに転用することで，深夜睡眠時の家庭血圧も測定することができるようになった（オムロン HEM747IC-N，HEM7080ICなど）[7,129-132]。本邦で行われた家庭血圧に基づく大規模介入試験HOMED-BP研究においては，深夜2時に連夜駆動するように設定されている[172]。これはABPMを用いた研究において深夜2時に血圧の底が認められることによる[173]。

睡眠の質は翌日装置が駆動されたことを覚えているかどうかで評価されうる。ABPMの夜間30分ごとの駆動では，睡眠の質と血圧の関係は捉えられない。

夜間睡眠時の家庭血圧測定はまだ一般的には行われていないが，夜間睡眠時血圧を家庭血圧で捉えることは，日内変動性を捉えるという意味できわめて重要である。

4. 勤務時間帯（ストレス下）の自己血圧測定

　Pickeringらは，朝，晩の血圧以外にストレス下の血圧測定を血圧負荷として大いに注目している[15,20]。ストレス下の血圧上昇は仮面高血圧の一要因であることから，重要な情報として評価する価値がある。家庭血圧測定装置を職場に持参すれば，随時労働時（ストレス下）の自己血圧測定も可能であるが，現実には困難が伴う。将来は手首血圧計の精度と性能が向上することで，ストレス下の血圧も容易に自己測定されることになろう。

5. 不整脈患者の自己血圧測定

　不整脈のある患者では，いずれの方法を用いても正確な血圧測定は行いにくい。自己血圧測定においても，3回以上の繰り返し測定により，不整脈の影響を除外する必要がある。

　心房細動においては，正確な血圧測定は困難である場合も多いが，徐脈傾向がなければカフ-オシロメトリック法では連続的な圧波の滑らかさが失われないかぎり，比較的，平均的な収縮期血圧，拡張期血圧の測定値が得られる[174]。

6. 小児の自己血圧測定

　現在，小児における高血圧の臨床研究にカフ-オシロメトリック法による装置が広く用いられているが，小児における装置の精度検定は系統的には行われておらず，本ガイドラインの記述も原則的には成人を対象としたものである。思春期以降で体格が成人と変わらない場合は，成人と同様の扱いをしても問題はないと思われる。

7. 妊婦の自己血圧測定

　概論でも述べたように，妊婦における自己血圧測定はきわめて大切で，今後ますますその重要性を増すであろう。一方，妊婦に特化した家庭血圧測定装置は少なく，また一般の家庭血圧測定装置で，妊婦において精度検定されたものはごくまれである（オムロンHEM7306）。したがって，妊婦の家庭血圧測定の精度は証明されていないといわざるをえないが，臨床の現場では妊婦も通常の成人と同等に扱われ，診断，治療の根拠として用いられている。

第6章　測定回数, 測定期間

指針5

測定回数, 測定期間：
(1) 家庭血圧は朝・晩それぞれ1–3回測定する。
(2) 家庭血圧はできるだけ長期間にわたり測定する。
(3) 観察期（服薬開始前）の場合：診察室血圧がSBP 179 mmHg以下かつDBP 109 mmHg以下（II度高血圧以下）の場合，1週間に少なくとも5日間の測定を行う。状況により観察期間は1–2週間とする。診察室血圧がSBP 180 mmHg以上またはDBP 110 mmHg以上（III度高血圧）の場合はすみやかに治療に入るか，医師の判断で1–3日間の家庭血圧測定を行う。
(4) 安定期（良好な血圧コントロール期）：少なくとも1週間に3日間の家庭血圧測定を行う。
(5) 薬剤変更期：1週間に少なくとも5日間の家庭血圧測定を行う。

　現在なお議論のあるところは，通常，朝・晩，1機会に何回家庭血圧を測定し，その後どれだけの期間，家庭血圧を測定させ続けるか，といった問題である。この問題に関しては家庭血圧測定の目的により答えも異なるが，本指針では最も一般的な方法と，共通の評価のための回数と期間について提示する。

　国際コンセンサス会議2000のガイドライン[175]では「測定頻度は適応と目的によりおのずから異なる」とし，勧告として，朝晩それぞれ2回ずつ，労働日に3日間（計12回／週）測定するとしている。もちろん，この測定頻度は，高血圧の重症度，服薬開始前，服薬期間中，降圧薬の量や種類の変更などによって異なってくる。

　Pickeringは，初期の診断時期にはできるだけ高頻度に，また血圧が安定あるいは良好にコントロールされたときにはおのずから，測定頻度は少なくてよいとしている[168]。新規診断者では，朝3回，晩3回，3日間（18回／週）を少なくとも2週間測定するべきであると述べている[168]。また，新たに降圧薬療法が開始されたときや，量，種類が変更になったときには，より頻繁に測定する点は同様である。最近の欧米のガイドラインでは，測定回数は1機会2–3回，7日間とするもの[15–20]，最低1機会1回，6–7日間でよしとするもの[175]，また回数を規定していないものなど[9,19]さまざまであり，いまだに統一された基準はない。

本邦のガイドラインでは，2003年に上梓された『家庭血圧測定条件設定の指針』[14]，JSH2009[21]のいずれも1機会に複数回（1–3回）の測定を勧めるとともに，基本的に1回の測定でよいとし，その評価に，各機会複数回の第1回目の測定値の5–7日間の平均値を用いることとしている。またできるかぎり長期間測定させ，すべての測定値を記録させる。あまり多くの測定頻度を求めることは好ましくないとしている。

　欧米のガイドラインの多くは朝晩2回ずつの測定を指示しているが，その根拠の一つは，1機会における複数回の家庭血圧測定は，その都度，平均収束効果が認められるとするStergiouらの報告である[176]。これ以前にも家庭血圧においては，測定を繰り返すことで血圧値が低下することが認められていた。de Gaudemarisらの健常者における検討では，3回測定された家庭血圧は1回目の測定値が最も高く，3回目が最も低く，その差は3/2 mmHgであった[177]。

　しかしながら，Kawabeらの報告によると，家庭血圧測定者の30–40%では逆に1回目より2回目，2回目より3回目の値が上昇している[178]。こうした現象は日常診療ではよくみられる。Kawabeらは家庭血圧の再現性と測定頻度に関する一連の研究のなかで，各1機会1回目のある期間の平均値と各機会複数回の平均のある期間の平均値の再現性はともに同等に良好であること[179]，したがって7日間各機会1回だけの測定で臨床的には十分であること[179]，1回目のある期間の平均は，2回目と3回目の平均のある期間の平均値より高く，これは高血圧のスクリーニングに適していること[180]を報告している。

　さらに1機会複数回測定させ，その平均を評価に用いることの実践における不合理性が，van der Hoevenらの測定アドヒアランスに関する報告で明らかにされた。すなわち，朝・晩2回ずつ7日間の測定指示に対するアドヒアランスは66%であることが報告された[181]。これは実践の場で常に2回（あるいはそれ以上）測らせることがいかに困難であるかを示している。

　以上の根拠に基づいて本指針は，家庭血圧の1機会における測定回数は1–3回とした。これは1回の測定でもよいことを意味する。連続的に複数回測定された血圧値の差は，それ自身血圧の変動性を示し，また自己測定に対する防御反応（一種の白衣現象）も含まれるかもしれない。こうした変動はその個人の血圧の特性の一部と考えられる。したがって，次章「記録」で述べるように，1機会に複数回測定された家庭血圧は，その値をすべて記録することが望ましい。

　測定期間に関しては，特に期間を定める必要のないのが家庭血圧測定と考えら

れる。原則として家庭血圧の特性が，長期かつ多数の血圧情報にあることから，高血圧においては，毎日朝・晩測定することが勧められる。しかし，義務的な連日測定の強要はかえって測定アドヒアランスを低下させることがあり[181]，注意を要する。自己血圧測定が，健康情報として生活習慣の是正，健康管理に有用であり，また降圧薬服用のアドヒアランスの改善につながる[83,84]ことから，生涯にわたる測定が勧められる。一方，境界域あるいは正常血圧者においては，週1回，月1回といった定期的な測定が勧められる。

　とはいえ，測定回数を規定することは，家庭血圧を臨床薬理の方法，高血圧診断・治療の方法として用いる際に不可欠である。そこで測定回数，期間に関しては，以下のように推奨する。すなわち服薬開始前の状態では，診察室血圧がSBP 179 mmHg以下かつDBP 109 mmHg以下（II度高血圧以下）の場合，7日間に少なくとも5日間の測定を行う。状況により観察期間は1–2週間とする。診察室血圧がSBP 180 mmHg以上またはDBP 110 mmHg以上（III度高血圧）の場合は速やかに治療に入るか，医師の判断で1–3日間の家庭血圧測定を行う。良好にコントロールされた安定期には，少なくとも1週間に3日間の測定を行う。薬剤変更期には，7日間に少なくとも5日間の家庭血圧測定を行う。ここで述べる測定頻度，測定期間の根拠は，大迫研究の未治療高血圧者と，一般高血圧外来における214人から得られた家庭血圧の再現性，偽薬効果の検討の結果を根拠としている。すなわち，観察期8日間の最初の3日間を除いた朝1回の5日間の家庭血圧平均値の再現性はきわめて良好であり（1.9±7.0/-1.4±4.8 mmHg，ΔSBP/ΔDBP，平均±SD），また偽薬効果もまったく認められなかった（1.1±6.2/0.2±5.7 mmHg）[57]。

第 7 章　記録

> **指針 6**
> **記録**：すべての測定値は，年，月，日，時刻，脈拍とともに記録されることが望ましい。記録に際して測定者個人の選択バイアスを除くため，すべての測定値を記録用紙に記入するよう指導する。プリンターによる記録の打ち出し，あるいは電子メモリーによる血圧値の記録が望ましい。

　測定された家庭血圧は，選択されず，すべてが記録されることが望ましい。これは，家庭血圧値の過小評価，過大評価を避けるためである。Mengdenらの報告によると[182]，多くの例で，過小申告，あるいは過大申告が認められるという。また時には架空の値の記録さえ多く認められるという。したがって，最も望ましい記録形態は，家庭血圧計に内蔵されたメモリー内の記録を用いることであるが，現状では内蔵メモリーからの記録の読み出しにはパーソナルコンピューターが必要であり，一般ユーザーが使いこなすことは難しい。

　さらに問題となるのは，多くの場合，メモリーに記録された血圧値が当該の患者のものだという確認ができないことである。すなわち，現状の電子メモリー付き家庭血圧計の多くは，複数の対象が同じ装置を用いたとき，記録された個々の血圧値が誰のものであるかの識別ができない。したがって，電子メモリー付き血圧計を使うのであれば1人につき1台が必要になる。また，特定個人以外の血圧を測定してはならないことを十分に理解させる必要がある。転記ミスを防ぐにはプリンターを装着することが望ましい。現在プリンター付きの装置もあるが，本質的には，対象の選択バイアスの問題は残る。したがって記録に関しては，従来どおり記録用紙(手帳)に対象者自身が記録する方法がしばらく続くであろう。その際，測定した値を脈拍と年，月，日，時間とともにすべて記録するよう指導する。

　今日，製薬企業が主体となり，血圧記録用紙（手帳）を医療機関や薬局に配布しているが，その記録用紙の形式はまちまちである。また数値を記録する方法と血圧の推移をグラフで記録する方法がある。この両者とも有用な情報であるが，数値情報があれば，いつでもトレンドグラフは描けるので，少なくとも数値での記録は必要である。記録用紙には年，月，日，測定時刻，血圧，脈拍が，少なくとも朝，晩の二つの時間帯に分けて記入できるようにし，さらに備考欄を設けて日常生活でのエピソードを記すようにすることが望ましい。また感圧複写紙を用いれば，医療機関と患者で情報を共有することができる。

第8章　集計と評価の対象

> **指針7**
>
> **集計と評価の対象**：家庭血圧は原則として朝の1回目の血圧，晩の1回目の血圧の，ある期間（観察期：少なくとも5日間，安定期：少なくとも3日間，薬剤変更期：少なくとも5日間）にわたるそれぞれの平均値を用いて評価する。記録されたすべての値が評価の対象となるので，すべての測定値を記録することが必要である。同時に標準偏差を算出することも望ましい。
>
> 運用上は，1機会複数回の値の，ある期間の平均値を用いて評価することも可能である。ただし，1機会すべての値のある期間の平均値は，1機会1回目の値のある期間の平均値より低い傾向を示すことを考慮する必要がある。同様に朝・晩測定されたすべての値を一括して平均し，評価の対象とすることも運用上可能である。繰り返しの測定により大きく血圧の変化する患者に対しては，測定1回目を評価対象としつつ，2回目，3回目で血圧が大きく下がる人については，過降圧に十分注意して降圧を図る必要がある。

　判定の以前に，得られた血圧値をいかに集計するかが評価の大前提となる。すでに「測定回数，測定期間」の章で述べたように，家庭血圧は朝・晩1–3回ずつ長期にわたり測定されることから，家庭血圧値は長期間の測定値の平均値と標準偏差で示されるべきであろう。その際，朝の家庭血圧と晩の家庭血圧は環境要因により，また生理的条件により異なるので，おのずからそれぞれの臨床的意味も異なると考えられる。したがって，朝の血圧と晩の血圧はそれぞれ独立して集計されるべきである。

　ここにおいて朝・晩それぞれ何回測定するかの問題が再び登場する。施設により，あるいは対象自身の判断により，1機会での測定回数は変わりうる。いかなる状況においても共通する測定は1回目の測定であることから，ことに多施設の比較，あるいは臨床研究，疫学，臨床疫学の根拠とする家庭血圧値は朝1回目の長期にわたる平均，晩1回目の長期にわたる平均ということになる。大迫研究における朝1回，1日だけの家庭血圧は，診察室血圧2回の平均値より予後予測能が高く，21日（21回）の平均値はさらに予測能が高いことが報告されており[35]，家庭血圧は1機会1回でも，長期間の平均をとることで，臨床的意義が著しく上昇することが証明されている。またFinn Home研究では，464人の対象で，朝・晩2回ずつ7日間の家庭血圧測定を行っている。第1日目の平均と第7日目

の平均値にはほとんど差がないこと，平均値を得るための測定回数が増えると家庭血圧と標的臓器障害との関係が強まること，各機会1回目と2回目の測定値を合算して平均した場合と，2回目の測定値のみを平均した場合を比べると，臓器障害との関連に差はなかったことなどから，1回目と2回目の測定値の臓器障害反映度は同等である[43]と考えられる。またギリシャのDidima研究では，662人の対象で，朝・晩2回ずつ3日間の家庭血圧を測定し，8.2年追跡して家庭血圧と予後の関係をみている。その結果は，1機会1回目の測定値の平均値は，2回目の測定値の平均値より高値を示したが，この二つの平均値の予後予測能は同等であったという[127]。

　これらの成績は，本指針ならびにJSH2009で推奨している家庭血圧の評価に1機会1回目の測定値の平均値を用いることの妥当性を支持するものである。

　したがって，測定は1機会1回でよく，また各機会1回目の測定値の集計で十分だと考えられる[183]。

　本指針において，各機会1回目の平均値を評価の対象とすることは，ミニマムリクワイアメントである。ミニマムリクワイアメントに従うことで，測定アドヒアランスは改善し，さまざまなバイアスが排除され，測定者のみならず判断する医療者にとっても利便性が高くなるであろう。また各機会1回目の測定は，いずれの施設，いずれの測定者にとっても共通の測定であり，医療判断上のこの共通性は価値が高い。

　さらに，これまでの家庭血圧の基準値の根拠となった疫学研究は，PAMELA（Pressioni Arteriose Monitorate E Loro Associazioni）研究[184,185]，大迫研究[186]，Tecumseh[101]のいずれも，朝・晩1機会に1回の測定値を採用している。すなわち現在の家庭血圧の基準値は，各機会1回目の測定値の平均である。もし2回目，3回目の測定値の平均を用いるならば，新たなエビデンスに基づく診断基準が必要である。

　それにもかかわらず本指針は，1機会，複数回（1–3回）の家庭血圧測定を勧めている。連続的に複数回測定された血圧値の差はそれ自身血圧の変動性を示し，また自己測定に対する防御反応（一種の白衣現象）も含まれるかもしれない。こうした変動はその個人の血圧の特性の一部と考えられる。したがって，前章「記録」で述べたように，1機会に複数回測定された家庭血圧は，その値がすべて記録されることが望ましい。そして，施設により，患者に勧める測定回数とその評価法（全平均，低い二つの値の平均など）は異なるかもしれないが，共通のデータと

して評価する場合は，"第1回目の血圧値を評価対象とする"のが最も共有性の高い情報であり，評価法になろう。

最近の疫学研究では，朝・晩1機会2回の測定値の平均をとっているが，これらでも，1機会1回目と2回目の測定値の平均値の臓器障害反映度，予後予測能は同等である[183,184]。しかしながら，先に述べたStergiouらの報告によれば，1機会の測定で平均収束がいつまでも残ることから[176]，この初回の血圧は相対的に高く示されるであろう。本指針はこれらの事実を踏まえた上で，家庭血圧の評価の共通性と測定の利便性，アドヒアランスを高めるために，1機会に1回の測定でもよしとし，臨床評価にはこの1機会1回（目）の値を集計し，その平均値を用いることを基本とする。1機会に複数回測定された場合は，そのすべてを評価の対象とする。

この際，主治医が低い値に注目するか，高い値に注目するか，1機会複数回（1–3回）測定されたどの値をもって評価の対象とするかは，個々の患者に合わせた臨床判断上の問題であり，状況に応じて主治医は対応する。臨床の場では，2回目，3回目の測定で，血圧が上昇する人も低下する人もいる。これらの患者における家庭血圧について，どの値を評価するのが最も適切であるかに関する研究報告はこれまでない。また，繰り返しの測定により大きく血圧の変化する患者に対して，個々に降圧目標を設定するためのエビデンスはない。そこで，測定1回目の値を評価対象としつつ，2回目，3回目で血圧が大きく下がる人の治療に際しては過降圧に十分注意して降圧を図る必要がある。

臨床研究，疫学研究において，1機会の測定回数，評価対象とする測定値は研究者の判断に依存するが，これも日常診療における個々の医師の判断と同様，運用上の問題である。疫学データと臨床データの比較という観点からも，家庭血圧の評価にあたっては同一の条件の血圧値が用いられるべきである。将来，根拠に基づいて複数回の測定値の基準が設定されることが望まれる。

何日間（何週間）の測定値を平均するかは，目的によりおのずから異なってくるが，日常診療では2週間あるいは4週間の平均を一単位として扱うのが利便性に優れている。一方，臨床薬理の方法としては，5日間以上の平均値が望ましい[57]。家庭血圧の日間変動性にも予後予測能が期待されることから[52,53]，標準偏差を同時に算出しておくことが大切である。評価に際しては，朝の家庭血圧，晩の家庭血圧を区別して評価すべきである。

第 9 章　診断と降圧目標

> **指針 8**
> **診断と降圧目標：**
> **診断**：家庭血圧は一定期間の平均値が135/85 mmHg以上なら，確実な高血圧として降圧治療の対象とする。一方，家庭血圧は125/80 mmHg未満を正常とする。
> **降圧目標**：若・壮年者の家庭血圧降圧目標レベルは125/80 mmHg未満，高齢者の降圧目標レベルは135/85 mmHg未満である。高リスク患者では125/75 mmHg未満を降圧目標とするが，脳血管障害患者の家庭血圧降圧目標レベルは135/85 mmHg未満とする。

1. 診断

　家庭血圧値は診察室血圧値よりも一般に低値を示す。近年，家庭血圧値による高血圧診断は一般化しつつある。JNC-VI[8]，JNC7[9]およびESH–ESC2003ガイドライン[12]では，欧米の断面調査や本邦の大迫研究を根拠に，135/85 mmHgが高血圧の基準であるとしている。一方，1999年のWHO/ISHガイドラインは，大迫研究などをもとに125/80 mmHgが診察室血圧140/90 mmHgに相当するとしている[10]。したがって，125/80 mmHg未満は正常血圧と考えられる。家庭血圧を用いた前向き観察研究である大迫研究において，総死亡の最も低い点から相対リスクが10％上昇する点を高血圧とすると，その値が137/84 mmHgであることが示された[187]。一方，心血管病死亡の相対リスクの最小となる家庭血圧は120–127/72–76 mmHgであり，138/83 mmHg以上で相対リスクが有意に上昇することから[188]，JSH2004では世界のガイドラインと共通性をもたせ，135/85 mmHgを家庭血圧の高血圧基準とした[11]。一方，ESH–ESC2007ガイドラインでは130–135/85 mmHgを家庭血圧値高血圧基準とし，収縮期血圧に幅をもたせている[19]。しかしながら，JSH2004の基準値もようやく認識率が上昇しつつあることから[189,190]，JSH2009ガイドラインにおいても，135/85 mmHgを高血圧基準とし（**表3**），125/80 mmHgを正常基準としている。本指針においても高血圧基準を135/85 mmHg以上，正常血圧基準を125/80 mmHg未満とした。したがって，125/80 mmHg以上と135/85 mmHg未満の間は正常血圧とはいえず，少なくとも正常高値以上の血圧域にあることを認識すべきである。

表3 異なる測定法における高血圧基準（mmHg）

	収縮期血圧	拡張期血圧
診察室血圧	140	90
家庭血圧	135	85
自由行動下血圧		
24時間	130	80
昼間	135	85
夜間	120	70

高血圧治療ガイドライン2009より一部改変

表4 降圧目標（mmHg）

	診察室血圧	家庭血圧
若年者・中年者	130/85未満	125/80未満
高齢者	140/90未満	135/85未満
糖尿病患者 CKD患者 心筋梗塞後患者	130/80未満	125/75未満
脳血管障害患者	140/90未満	135/85未満

注：診察室血圧と家庭血圧の目標値の差は，診察室血圧140/90 mmHg，家庭血圧135/85 mmHgが，高血圧の診断基準であることから，この二者の差を単純に当てはめたものである

高血圧治療ガイドライン2009より一部改変

2. 降圧目標

　家庭血圧の正常基準は家庭血圧における降圧目標レベルとは異なる。後者を得るには，家庭血圧に基づく介入試験の成績をまたなければならないが[60]，JSH 2009ガイドラインは診察室血圧と家庭血圧の関係から得られる家庭血圧に基づいた降圧目標を提示している（**表4**）。

　AHA/ASH/PCNAの声明においても，家庭血圧の一般的降圧目標レベルは135/85 mmHgであり，高リスク患者の降圧目標レベルは130/80 mmHgと設定されている[20]。またMazzeらは糖尿病患者の家庭血圧降圧目標を125/75 mmHgとしている[191]。また家庭血圧のメタ分析によれば，120/80 mmHg未満が至適血圧レベルであると報告されている[192]。

　本指針における若年者，中年者の家庭血圧降圧目標レベルは，正常血圧の診断

基準（125/80 mmHg）に一致させ，高齢者・脳血管障害患者の降圧目標レベルは家庭血圧の高血圧診断基準（135/85 mmHg）に一致させている。JSH2009 ガイドラインにおいては，糖尿病，慢性腎臓病（CKD），心筋梗塞後患者の家庭血圧降圧目標を125/75 mmHg未満と設定している。高リスク患者では，このレベルにまで家庭血圧を降下させることはきわめて困難であり，また近年，高リスク患者でJ型現象が再度注目されている[193]。本指針においては，JSH2009 と同様，125/75 mmHg未満を降圧目標とするが，より緩やかな降圧目標レベル130/80 mmHg未満の降圧が，まずこれらの対象における家庭血圧の降圧目標レベルであろう。もし可能であれば，病態や安全性に配慮しながら，さらなる降圧（125/75 mmHg未満）を目指す。

第10章　考察

　今日，家庭血圧の基準値は国際的ガイドラインのなかで明示されている。本指針において家庭血圧は125/80 mmHgが正常基準である。現在確定していない点は，家庭血圧による降圧目標レベルである。PAMELA研究[184,185]，大迫研究[186]，さらには国際データベース[194]の成績では，この125/80 mmHgに相当する診察室血圧が140/90 mmHg近辺にあることから，降圧目標レベルが125/80 mmHg未満であることは予測される。しかしながら，本来こうした降圧目標レベルの設定には介入試験成績が必要である。これまで家庭血圧を用いた大規模介入試験として，The Treatment of Hypertension According to Home or Office Blood Pressure (THOP)試験[195]やHOMED-BP研究が行われており[172]，その最終成績がまたれる。

　このような基準値が提示されてはいるが，実はその裏にある各研究の家庭血圧測定条件は統一されていない。たとえばPAMELA研究[184,185]では，家庭血圧は朝・晩1回ずつのみ（計2回）の測定である。またTecumseh研究[101]では朝・晩1回ずつ7日間（計14回）を基準としている。また，大迫研究[186]では朝・晩1回ずつ21日間の平均を個人の家庭血圧の代表としている。いずれも測定条件の設定はない。また，THOP研究[195]では朝・晩3回ずつ7日間の測定が行われ，HOMED-BP研究[172]では朝1回ずつ，5日間の平均が用いられている。このように多様な測定頻度，期間，条件下では，各研究間の比較や人種間の比較は，きわめて困難である。今後，家庭血圧は，国際的にコンセンサスを得た統一条件下に測定され，それに基づいた比較や基準値の提示が必要になるが，過去，現在，そして未来の家庭血圧データベース上，常に共通の測定値は，ある機会における1回目の記録である。したがって，プロスペクティブにも，レトロスペクティブにも，メタ分析にも用いうる家庭血圧は，各測定機会の1回目の値であり，その1回目の血圧のある期間の平均値ということになる。

　そのような観点からも，本指針は，「家庭血圧は朝の1回目の血圧，晩の1回目の血圧のある期間にわたる平均値を用いて評価することを基本とする」ことを推奨する。

　家庭血圧測定条件の統一により，家庭血圧が高血圧診療において，より確実な地位を占めるようになれば，高血圧のスクリーニング，アドヒアランスの改善，血圧コントロール状況の正確な把握など，日本の医療経済に良好な影響をもたらすことが期待される。

第11章　総括：指針

　家庭血圧測定は，国民の高血圧に対する認識を高め，診療における高血圧管理の改善を図る上で重要である．したがって，「まず家庭血圧を測定する」ことが最も大切であり，そのため厳密な測定条件の設定は必要ではないのかもしれない．しかし，家庭血圧測定を指導する場合，なんらかの規範が存在することは臨床医にとって有用であろう．

　家庭血圧測定に関する本指針は，高血圧診療に携わる医師が，患者を指導する場合を想定して作られた．また患者のみならず一般の国民に対し，家庭血圧測定の方法を周知させるための指針でもある．そして，本指針は高血圧臨床，臨床研究，疫学，臨床疫学の情報としての共通性，共有性，有用性を高めるための指針である．医療情報としての共通性，共有性を高めるために，家庭血圧は以下のような条件で測定されることが望ましい．

1．装置

　上腕カフ-オシロメトリック法に基づき，聴診法で裏付けを得た装置を用い，標準的な上腕血圧測定法に準じて測定する．

2．測定部位と腕帯

　家庭用血圧測定装置の腕帯は軟性腕帯を使用するのが望ましい．標準的体格の対象では硬性腕帯も適用となる．測定においては座位でカフが心臓の位置にあるよう指導する．腕は伸ばした状態で上腕の筋肉の緊張をとくため，前腕を机やテーブルの上に置き，必要ならば枕などの支持を用いる．極端に太い腕，細い腕ではそれぞれ大型カフ，小型カフの使用が望ましい（小児においては，上腕サイズによっては小型カフの使用が望ましい）．原則的に利き腕の対側を用いるが，左右差の明らかな場合は常に高く出る側の血圧測定を勧める．

3．精度確認

　ある個人と装置の適合性は，水銀血圧計を用いて聴診で得た測定値との較差が5mmHg以内であることを必要とする．検定には片側交互法あるいは両側同時法を用いる．装置の精度確認は使用開始時とともに使用中も定期的に（原則的に1年に1回）行うことが望ましい．

4. 測定条件

朝： 起床後 1 時間以内
　　　排尿後
　　　座位 1–2 分安静後
　　　服薬前
　　　朝食前
晩： 就床前
　　　座位 1–2 分安静後

　＊ もし可能ならば，深夜（睡眠時）血圧，勤務時間帯血圧も測定する。夕食前，晩服薬前の血圧は薬効評価上重要である。

5. 測定頻度，期間

1) 朝・晩それぞれ 1–3 回ずつ。原則的として連日測定する。観察器（未服用時）は少なくとも週 5 日，血圧安定期は週 3 日間。降圧薬変更時は少なくとも週 5 日の測定が必要である。測定はできるかぎり長期間行う。高血圧者ではできれば生涯にわたって測定を続けることが望ましい。
2) 正常血圧者においても健康管理の観点から，月 1 回でも家庭血圧を測定することが望ましい。
3) 1 機会に必ず複数回の測定を求めることは測定アドヒアランスの低下につながる可能性がある。
4) 臨床薬理学的な研究のなかでは測定頻度は可能なかぎり多いことが望ましいが，その際も測定条件は一連の研究のなかでは統一されなければならない。

6. 記録

　すべての測定値は年，月，日，時間，脈拍とともに記録する。一般に測定者（患者）は，1 機会に複数回測定し，最も低い値を医師に報告するという心理的傾向がある。したがって，このようなバイアスを取り除き，すべての値を評価の対象とするために，1 測定機会における測定値をすべて記録させる。

7. 集計と評価の対象

　家庭血圧は，朝の 1 回目の血圧，晩の 1 回目の血圧の，ある期間にわたる平均値を用いて評価することを基本とする。また記録されたすべての値は評価の対象

となることから，すべての測定値を記録・集計することが望ましい。
　同時に標準偏差を算出することも大切である。
　運用上は，1機会複数回の値のある期間の平均値を用いて評価することも可能である。ただし，1機会すべての値のある期間の平均値は，1機会1回目の値のある期間の平均値より低い傾向を示すことを考慮する必要がある。対象により第1回目の血圧が第2回目以降大きく低下する例も認められ，血圧変動性，一種の白衣現象の現れとして評価の対象とする。
　臨床研究では基準として1週間連日測定し，その最後の5日間の平均（朝・晩それぞれ，あるいは両者の平均）を用いる。薬効評価時には1週間に少なくとも5日間の記録をとりその平均を用いる。いずれにしても各機会の1回目の測定は，あらゆる状況における，あるいはあらゆる施設における共通の測定となる。臨床評価にはすべての施設，対象で共通である1機会における最初の1回目の血圧値のある期間の平均値が適当である。事実，家庭血圧の世界基準の根拠となったいくつかの臨床疫学研究では朝・晩それぞれ1回ずつの測定を行っている。

8. 診断と降圧目標

　家庭血圧が135/85 mmHg以上なら確実な高血圧として降圧治療の対象とする。一方，家庭血圧が125/80 mmHg未満であれば正常血圧と判定する。若・壮年者の家庭血圧降圧目標レベルは125/80 mmHg未満，高齢者の家庭血圧降圧目標レベルは135/85 mmHg未満である。高リスク患者では，まず130/80 mmHg未満に降圧することを目指し，可能ならば125/75 mmHg未満への降圧を図る。ただし，脳血管障害患者の家庭血圧降圧目標レベルは135/85 mmHg未満とする。

文　献

1) Riva-Rocci S. Un nuovo sfigmomanometro. *Gaz Med Torino* 1896; 47: 981–96.
2) Korotkoff NS. On the subject of methods of measuring blood pressure. *Bull Imp Military Med Scad(St. Petersburg)* 1905; 11: 365–7.
3) Posey JA, Geddes LA, Williams H, Moore AG. The meaning of the point of maximum oscillations in cuff pressure in the indirect measurement of blood pressure. 1. *Cardiovasc Res Cent Bull* 1969; 8: 15–25.
4) Ayman D, Goldshine AD. Blood pressure determination by patients with essential hypertension. 1. The difference between clinic and home readings before treatment. *Am J Med Sci* 1940; 200: 465–74.
5) Bevan AT, Honour AJ, Stott FH. Direct arterial pressure recording in unrestricted man. *Clin Sci* 1969; 36: 329–44.
6) Shirasaki O, Terada H, Niwano K, *et al.* The Japan Home-health Apparatus Industrial Association: investigation of home-use electronic sphygmomanometers. *Blood Press Monit* 2001; 6: 303–7.
7) Chonan K, Kikuya M, Araki T, *et al.* Device for the self-measurement of blood pressure that can monitor blood pressure during sleep. *Blood Press Monit* 2001; 6: 203–5.
8) The sixth report of the Joint National Committee on prevention, detection, evaluation, and treatment of high blood pressure. *Arch Intern Med* 1997; 157: 2413–46.
9) Chobanian AV, Bakris GL, Black HR, *et al.*; National Heart, Lung, and Blood Institute Joint National Committee on Prevention, Detection, Evaluation, and Treatment of High Blood Pressure; National High Blood Pressure Education Program Coordinating Committee. The Seventh Report of the Joint National Committee on Prevention, Detection, Evaluation, and Treatment of High Blood Pressure: the JNC 7 report. *JAMA* 2003; 289: 2560–72.
10) Guidelines Subcommittee. 1999 World Health Organization–International Society of Hypertension Guidelines for the Management of Hypertension. *J Hypertens* 1999; 17: 151–83.
11) 日本高血圧学会高血圧治療ガイドライン作成委員会．高血圧治療ガイドライン2004．日本高血圧学会; 2004．
12) European Society of Hypertension–European Society of Cardiology Guidelines Committee. 2003 European Society of Hypertension–European Society of Cardiology guidelines for the management of arterial hypertension. *J Hypertens* 2003; 21: 1011–53.
13) Imai Y, Otsuka K, Kawano Y, *et al.*; Japanese Society of Hypertension. Japanese society of hypertension (JSH) guidelines for self-monitoring of blood pressure at home. *Hypertens Res* 2003; 26: 771–82.
14) 日本高血圧学会．家庭血圧測定条件設定の指針．ライフサイエンス出版; 東京, 2003．
15) Pickering TG, Hall JE, Appel LJ, *et al.*; Subcommittee of Professional and Public Education of the American Heart Association Council on High Blood Pressure

Research. Recommendations for blood pressure measurement in humans and experimental animals: Part 1: blood pressure measurement in humans: a statement for professionals from the Subcommittee of Professional and Public Education of the American Heart Association Council on High Blood Pressure Research. *Hypertension* 2005; 45: 142–61.

16) O'Brien E, Asmar R, Beilin L, *et al.*; European Society of Hypertension Working Group on Blood Pressure Monitoring. Practice guidelines of the European Society of Hypertension for clinic, ambulatory and self blood pressure measurement. *J Hypertens* 2005; 23: 697–701.

17) Canadian Hypertension Education Program. The 2007 Canadian Hypertension Education Program recommendations: the scientific summary–an annual update. *Can J Cardiol* 2007; 23: 521–7.

18) Parati G, Stergiou GS, Asmar R, *et al.*; ESH Working Group on Blood Pressure Monitoring. European Society of Hypertension guidelines for blood pressure monitoring at home: a summary report of the Second International Consensus Conference on Home Blood Pressure Monitoring. *J Hypertens* 2008; 26: 1505–26.

19) Mancia G, De Backer G, Dominiczak A, *et al.*; Management of Arterial Hypertension of the European Society of Hypertension; European Society of Cardiology. 2007 Guidelines for the Management of Arterial Hypertension: The Task Force for the Management of Arterial Hypertension of the European Society of Hypertension (ESH) and of the European Society of Cardiology (ESC). *J Hypertens* 2007; 25: 1105–87.

20) Pickering TG, Miller NH, Ogedegbe G, Krakoff LR, Artinian NT, Goff D; American Heart Association; American Society of Hypertension; Preventive Cardiovascular Nurses Association. Call to action on use and reimbursement for home blood pressure monitoring: a joint scientific statement from the American Heart Association, American Society of Hypertension, and Preventive Cardiovascular Nurses Association. *Hypertension* 2008; 52: 10–29.

21) 日本高血圧学会高血圧治療ガイドライン作成委員会. 高血圧治療ガイドライン2009. 日本高血圧学会; 2009.

22) Obara T, Ohkubo T, Fukunaga H, *et al.* Practice and awareness of physicians regarding home blood pressure measurement in Japan. *Hypertens Res* 2010; 33: 428–34.

23) Sakuma M, Imai Y, Nagai K, *et al.* Reproducibility of home blood pressure measurements over a 1-year period. *Am J Hypertens* 1997; 10: 798–803.

24) Brueren MM, van Limpt P, Schouten HJ, de Leeuw PW, van Ree JW. Is a series of blood pressure measurements by the general practitioner or the patient a reliable alternative to ambulatory blood pressure measurement? A study in general practice with reference to short-term and long-term between-visit variability. *Am J Hypertens* 1997; 10: 879–85.

25) Stergiou GS, Baibas NM, Gantzarou AP, *et al.* Reproducibility of home, ambulatory, and clinic blood pressure: implications for the design of trials for the assessment of antihypertensive drug efficacy. *Am J Hypertens* 2002; 15: 101–4.

26) Hernández-del Rey R, Martin-Baranera M, Sobrino J, *et al.*; Spanish Society of Hypertension Ambulatory Blood Pressure Monitoring Registry Investigators. Reproducibility of the circadian blood pressure pattern in 24-h versus 48-h recordings: the Spanish Ambulatory Blood Pressure Monitoring Registry. *J Hypertens* 2007; 25: 2406–12.
27) Cuspidi C, Meani S, Salerno M, *et al.* Cardiovascular target organ damage in essential hypertensives with or without reproducible nocturnal fall in blood pressure. *J Hypertens* 2004; 22: 273–80.
28) White WB, Larocca GM. Improving the utility of the nocturnal hypertension definition by using absolute sleep blood pressure rather than the "dipping" proportion. *Am J Cardiol* 2003; 92: 1439–41.
29) Manning G, Rushton L, Donnelly R, Millar-Craig MW. Variability of diurnal changes in ambulatory blood pressure and nocturnal dipping status in untreated hypertensive and normotensive subjects. *Am J Hypertens* 2000; 13: 1035–8.
30) Mochizuki Y, Okutani M, Donfeng Y, *et al.* Limited reproducibility of circadian variation in blood pressure dippers and nondippers. *Am J Hypertens* 1998; 11: 403–9.
31) Imai Y, Ohkubo T, Kikuya M, Hashimoto J. Practical aspect of monitoring hypertension based on self-measured blood pressure at home. *Intern Med* 2004; 43: 771–8.
32) Fagard RH, Van Den Broeke C, De Cort P. Prognostic significance of blood pressure measured in the office, at home and during ambulatory monitoring in older patients in general practice. *J Hum Hypertens* 2005; 19: 801–7.
33) Sega R, Facchetti R, Bombelli M, *et al.* Prognostic value of ambulatory and home blood pressures compared with office blood pressure in the general population: follow-up results from the Pressioni Arteriose Monitorate e Loro Associazioni (PAMELA) study. *Circulation* 2005; 111: 1777–83.
34) Mancia G, Facchetti R, Bombelli M, Grassi G, Sega R. Long-term risk of mortality associated with selective and combined elevation in office, home, and ambulatory blood pressure. *Hypertension* 2006; 47: 846–53.
35) Ohkubo T, Imai Y, Tsuji I, *et al.* Home blood pressure measurement has a stronger predictive power for mortality than does screening blood pressure measurement: a population-based observation in Ohasama, Japan. *J Hypertens* 1998; 16: 971–5.
36) Ohkubo T, Asayama K, Kikuya M, *et al.*; Ohasama Study. How many times should blood pressure be measured at home for better prediction of stroke risk? Ten-year follow-up results from the Ohasama study. *J Hypertens* 2004; 22: 1099–104.
37) Asayama K, Ohkubo T, Kikuya M, *et al.* Prediction of stroke by self-measurement of blood pressure at home versus casual screening blood pressure measurement in relation to the Joint National Committee 7 classification: the Ohasama study. *Stroke* 2004; 35: 2356–61.
38) Hozawa A, Ohkubo T, Nagai K, *et al.* Prognosis of isolated systolic and isolated diastolic hypertension as assessed by self-measurement of blood pressure at home: the Ohasama study. *Arch Intern Med* 2000; 160: 3301–6.

39) Asayama K, Ohkubo T, Kikuya M, et al. Use of 2003 European Society of Hypertension–European Society of Cardiology guidelines for predicting stroke using self-measured blood pressure at home: the Ohasama study. *Eur Heart J* 2005; 26: 2026–31.
40) Niiranen TJ, Hänninen MR, Johansson J, Reunanen A, Jula AM. Home-measured blood pressure is a stronger predictor of cardiovascular risk than office blood pressure: the Finn-Home study. *Hypertension* 2010; 55: 1346–51.
41) Yasui D, Asayama K, Ohkubo T, et al. Stroke risk in treated hypertension based on home blood pressure: the Ohasama study. *Am J Hypertens* 2010; 23: 508–14.
42) Bobrie G, Chatellier G, Genes N, et al. Cardiovascular prognosis of "masked hypertension" detected by blood pressure self-measurement in elderly treated hypertensive patients. *JAMA* 2004; 291: 1342–9.
43) Johansson JK, Niiranen TJ, Puukka PJ, Jula AM. Optimal schedule for home blood pressure monitoring based on a clinical approach. *J Hypertens* 2010; 28: 259–64.
44) Gaborieau V, Delarche N, Gosse P. Ambulatory blood pressure monitoring versus self-measurement of blood pressure at home: correlation with target organ damage. *J Hypertens* 2008; 26: 1919–27.
45) Stergiou GS, Argyraki KK, Moyssakis I, et al. Home blood pressure is as reliable as ambulatory blood pressure in predicting target-organ damage in hypertension. *Am J Hypertens* 2007; 20: 616–21.
46) Shimbo D, Pickering TG, Spruill TM, Abraham D, Schwartz JE, Gerin W. Relative utility of home, ambulatory, and office blood pressures in the prediction of end-organ damage. *Am J Hypertens* 2007; 20: 476–82.
47) Mancia G, Zanchetti A, Agabiti-Rosei E, et al.; SAMPLE Study Group. Ambulatory blood pressure is superior to clinic blood pressure in predicting treatment-induced regression of left ventricular hypertrophy. *Circulation* 1997; 95: 1464–70.
48) Leary AC, Donnan PT, MacDonald TM, Murphy MB. The white-coat effect is associated with increased blood pressure reactivity to physical activity. *Blood Press Monit* 2002; 7: 209–13.
49) Kikuya M, Hozawa A, Ohokubo T, et al. Prognostic significance of blood pressure and heart rate variabilities: the Ohasama study. *Hypertension* 2000; 36: 901–6.
50) Verdecchia P, Angeli F, Gattobigio R, Rapicetta C, Reboldi G. Impact of blood pressure variability on cardiac and cerebrovascular complications in hypertension. *Am J Hypertens* 2007; 20: 154–61.
51) Eguchi K, Ishikawa J, Hoshide S, et al. Night time blood pressure variability is a strong predictor for cardiovascular events in patients with type 2 diabetes. *Am J Hypertens* 2009; 22: 46–51.
52) Kikuya M, Ohkubo T, Metoki H, et al. Day-by-day variability of blood pressure and heart rate at home as a novel predictor of prognosis: the Ohasama study. *Hypertension* 2008; 52: 1045–50.
53) Parati G, Bilo G. Clinical relevance of day-by-day blood pressure and heart rate variability: new information from home self-measurements. *Hypertension* 2008; 52: 1006–8.

54) Hozawa A, Ohkubo T, Kikuya M, *et al.* Prognostic value of home heart rate for cardiovascular mortality in the general population: the Ohasama study. *Am J Hypertens* 2004; 17: 1005–10.
55) Vaur L, Dubroca I, Dutrey-Dupagne C, *et al.* Superiority of home blood pressure measurements over office measurements for testing antihypertensive drugs. *Blood Press Monit* 1998; 3: 107–14.
56) Ragot S, Genès N, Vaur L, Herpin D. Comparison of three blood pressure measurement methods for the evaluation of two antihypertensive drugs: feasibility, agreement, and reproducibility of blood pressure response. *Am J Hypertens* 2000; 13: 632–9.
57) Imai Y, Ohkubo T, Hozawa A, *et al.* Usefulness of home blood pressure measurements in assessing the effect of treatment in a single-blind placebo-controlled open trial. *J Hypertens* 2001; 19: 179–85.
58) Ménard J, Chatellier G, Day M, Vaur L. Self-measurement of blood pressure at home to evaluate drug effects by the trough: peak ratio. *J Hypertens* Suppl 1994; 12: S21–5.
59) Stergiou GS, Efstathiou SP, Skeva II, Baibas NM, Roussias LG, Mountokalakis TD. Comparison of the smoothness index, the trough : peak ratio and the morning : evening ratio in assessing the features of the antihypertensive drug effect. *J Hypertens* 2003; 21: 913–20.
60) Omboni S, Fogari R, Palatini P, Rappelli A, Mancia G. Reproducibility and clinical value of the trough-to-peak ratio of the antihypertensive effect: evidence from the sample study. *Hypertension* 1998; 32: 424-9.
61) Hashimoto J, Chonan K, Aoki Y, *et al.* Therapeutic effects of evening administration of guanabenz and clonidine on morning hypertension: evaluation using home-based blood pressure measurements. *J Hypertens* 2003; 21: 805–11.
62) Rogers MA, Small D, Buchan DA, *et al.* Home monitoring service improves mean arterial pressure in patients with essential hypertension. A randomized, controlled trial. *Ann Intern Med* 2001; 134: 1024–32.
63) Møller DS, Dideriksen A, Sørensen S, Madsen LD, Pedersen EB. Accuracy of telemedical home blood pressure measurement in the diagnosis of hypertension. *J Hum Hypertens* 2003; 17: 549–54.
64) Rudd P, Miller NH, Kaufman J, *et al.* Nurse management for hypertension. A systems approach. *Am J Hypertens* 2004; 17: 921–7.
65) Logan AG, McIsaac WJ, Tisler A, *et al.* Mobile phone-based remote patient monitoring system for management of hypertension in diabetic patients. *Am J Hypertens* 2007; 20: 942–8.
66) Parati G, Pickering TG. Home blood-pressure monitoring: US and European consensus. *Lancet* 2009; 373: 876–8.
67) Nakamoto H, Nishida E, Ryuzaki M, *et al.* Effect of telmisartan and amlodipine on home blood pressure by monitoring newly developed telemedicine system: monitoring test by using telemedicine. Telmisartan's effect on home blood pressure (TelTelbosu). *Clin Exp Hypertens* 2008; 30: 57–67.

68) Verberk WJ, Kroon AA, Lenders JW, et al.; Home Versus Office Measurement, Reduction of Unnecessary Treatment Study Investigators. Self-measurement of blood pressure at home reduces the need for antihypertensive drugs: a randomized, controlled trial. *Hypertension* 2007; 50: 1019–25.
69) Ryuzaki M, Nakamoto H, Nishida E, et al. Crossover study of amlodipine versus nifedipine CR with home blood pressure monitoring via cellular phone: internet-mediated open-label crossover trial of calcium channel blockers for hypertension (i-TECHO trial). *J Hypertens* 2007; 25: 2352–8.
70) Green BB, Cook AJ, Ralston JD, et al. Effectiveness of home blood pressure monitoring, Web communication, and pharmacist care on hypertension control: a randomized controlled trial. *JAMA* 2008; 299: 2857–67.
71) Parati G, Omboni S, Albini F, et al.; TeleBPCare Study Group. Home blood pressure telemonitoring improves hypertension control in general practice. The TeleBPCare study. *J Hypertens* 2009; 27: 198–203.
72) McManus RJ, Mant J, Bray EP, et al. Telemonitoring and self-management in the control of hypertension (TASMINH2): a randomised controlled trial. *Lancet* 2010; 376: 163–72.
73) Halme L, Vesalainen R, Kaaja M, Kantola I; HOme MEasuRement of blood pressure study group. Self-monitoring of blood pressure promotes achievement of blood pressure target in primary health care. *Am J Hypertens* 2005; 18: 1415–20.
74) Cappuccio FP, Kerry SM, Forbes L, Donald A. Blood pressure control by home monitoring: meta-analysis of randomised trials. *BMJ* 2004; 329: 145.
75) Zarnke KB, Feagan BG, Mahon JL, Feldman RD. A randomized study comparing a patient-directed hypertension management strategy with usual office-based care. *Am J Hypertens* 1997; 10: 58–67.
76) Canzanello VJ, Jensen PL, Hunder I. Rapid adjustment of antihypertensive drugs produces a durable improvement in blood pressure. *Am J Hypertens* 2001; 14: 345–50.
77) Cuspidi C, Meani S, Fusi V, et al. Home blood pressure measurement and its relationship with blood pressure control in a large selected hypertensive population. *J Hum Hypertens* 2004; 18: 725–31.
78) Staessen JA, Den Hond E, Celis H, et al.; Treatment of Hypertension Based on Home or Office Blood Pressure (THOP) Trial Investigators. Antihypertensive treatment based on blood pressure measurement at home or in the physician's office: a randomized controlled trial. *JAMA* 2004; 291: 955–64.
79) Bosworth HB, Olsen MK, Grubber JM, et al. Two self-management interventions to improve hypertension control: a randomized trial. *Ann Intern Med* 2009; 151: 687–95.
80) Hozawa A, Shimazu T, Kuriyama S, Tsuji I. Benefit of home blood pressure measurement after a finding of high blood pressure at a community screening. *J Hypertens* 2006; 24: 1265–71.
81) Ashida T, Yokoyama S, Ebihara A, Sugiyama T, Fujii J. Profiles of patients who control the doses of their antihypertensive drugs by self-monitoring of home blood

pressure. *Hypertens Res* 2001; 24: 203–7.
82) Bobrie G, Postel-Vinay N, Delonca J, Corvol P; SETHI Investigators. Self-measurement and self-titration in hypertension: a pilot telemedicine study. *Am J Hypertens* 2007; 20: 1314–20.
83) Ogedegbe G, Schoenthaler A. A systematic review of the effects of home blood pressure monitoring on medication adherence. *J Clin Hypertens (Greenwich)* 2006; 8: 174–80.
84) van Onzenoort HA, Verberk WJ, Kroon AA, et al. Effect of self-measurement of blood pressure on adherence to treatment in patients with mild-to-moderate hypertension. *J Hypertens* 2010; 28: 622–7.
85) Kim J, Han HR, Song H, Lee J, Kim KB, Kim MT. Compliance with home blood pressure monitoring among middle-aged Korean Americans with hypertension. *J Clin Hypertens (Greenwich)* 2010; 12: 253–60.
86) Saito I, Nomura M, Hirose H, Kawabe H. Use of home blood pressure monitoring and exercise, diet and medication compliance in Japan. *Clin Exp Hypertens* 2010; 32: 210–3.
87) Imai Y, Munakata M, Tsuji I, et al. Seasonal variation in blood pressure in normotensive women studied by home measurements. *Clin Sci (Lond)* 1996; 90: 55–60.
88) Minami J, Ishimitsu T, Kawano Y, Matsuoka H. Seasonal variations in office and home blood pressures in hypertensive patients treated with antihypertensive drugs. *Blood Press Monit* 1998; 3: 101–6.
89) Rave K, Bender R, Heise T, Sawicki PT. Value of blood pressure self-monitoring as a predictor of progression of diabetic nephropathy. *J Hypertens* 1999; 17: 597–601.
90) Iwabu A, Konishi K, Tokutake H, et al. Inverse correlation between seasonal changes in home blood pressure and atmospheric temperature in treated-hypertensive patients. *Clin Exp Hypertens* 2010; 32: 221–6.
91) Kimura T, Senda S, Masugata H, et al. Seasonal blood pressure variation and its relationship to environmental temperature in healthy elderly Japanese studied by home measurements. *Clin Exp Hypertens* 2010; 32: 8–12.
92) Metoki H, Ohkubo T, Watanabe Y, et al.; BOSHI Study Group. Seasonal trends of blood pressure during pregnancy in Japan: the babies and their parents' longitudinal observation in Suzuki Memorial Hospital in Intrauterine Period study. *J Hypertens* 2008; 26: 2406–13.
93) Tsubota-Utsugi M, Ohkubo T, Kikuya M, et al. High fruit intake is associated with a lower risk of future hypertension determined by home blood pressure measurement: the Ohasama study. *J Hum Hypertens* 2011; 25: 164–71.
94) Ohkubo T, Hozawa A, Nagatomi R, et al. Effects of exercise training on home blood pressure values in older adults: a randomized controlled trial. *J Hypertens* 2001; 19: 1045–52.
95) Seki M, Inoue R, Ohkubo T, et al. Association of environmental tobacco smoke exposure with elevated home blood pressure in Japanese women: the Ohasama study. *J Hypertens* 2010; 28: 1814–20.
96) Watanabe Y, Metoki H, Ohkubo T, et al. Parental longevity and offspring's home

blood pressure: the Ohasama study. *J Hypertens* 2010; 28: 272–7.
97) Watanabe Y, Metoki H, Ohkubo T, *et al.* Accumulation of common polymorphisms is associated with development of hypertension: a 12-year follow-up from the Ohasama study. *Hypertens Res* 2010; 33: 129–34.
98) Padmanabhan S, Menni C, Lee WK, *et al.* The effects of sex and method of blood pressure measurement on genetic associations with blood pressure in the PAMELA study. *J Hypertens* 2010; 28: 465–77.
99) Ugajin T, Hozawa A, Ohkubo T, *et al.* White-coat hypertension as a risk factor for the development of home hypertension: the Ohasama study. *Arch Intern Med* 2005; 165: 1541–6.
100) Mancia G, Bombelli M, Facchetti R, *et al.* Long-term risk of sustained hypertension in white-coat or masked hypertension. *Hypertension* 2009; 54: 226–32.
101) Julius S, Mejia A, Jones K, *et al.* "White coat" versus "sustained" borderline hypertension in Tecumseh, Michigan. *Hypertension* 1990; 16: 617–23.
102) Sega R, Trocino G, Lanzarotti A, *et al.* Alterations of cardiac structure in patients with isolated office, ambulatory, or home hypertension: Data from the general population (Pressione Arteriose Monitorate E Loro Associazioni [PAMELA] Study). *Circulation* 2001; 104: 1385–92.
103) Hozawa A, Ohkubo T, Kikuya M, *et al.* Blood pressure control assessed by home, ambulatory and conventional blood pressure measurements in the Japanese general population: the Ohasama study. *Hypertens Res* 2002; 25: 57–63.
104) Niiranen TJ, Jula AM, Kantola IM, Reunanen A. Prevalence and determinants of isolated clinic hypertension in the Finnish population: the Finn-HOME study. *J Hypertens* 2006; 24: 463–70.
105) Shimada K, Fujita T, Ito S, *et al.* The importance of home blood pressure measurement for preventing stroke and cardiovascular disease in hypertensive patients: a sub-analysis of the Japan Hypertension Evaluation with Angiotensin II Antagonist Losartan Therapy (J-HEALTH) study, a prospective nationwide observational study. *Hypertens Res* 2008; 31: 1903–11.
106) Obara T, Ohkubo T, Kikuya M, *et al.*; J-HOME Study Group. Prevalence of masked uncontrolled and treated white-coat hypertension defined according to the average of morning and evening home blood pressure value: from the Japan Home versus Office Measurement Evaluation Study. *Blood Press Monit* 2005; 10: 311–6.
107) Bobrie G, Genès N, Vaur L, *et al.* Is "isolated home" hypertension as opposed to "isolated office" hypertension a sign of greater cardiovascular risk? *Arch Intern Med* 2001; 161: 2205–11.
108) Ohkubo T, Imai Y, Tsuji I, *et al.* Relation between nocturnal decline in blood pressure and mortality. The Ohasama Study. *Am J Hypertens* 1997; 10: 1201–7.
109) Kario K, Pickering TG, Umeda Y, *et al.* Morning surge in blood pressure as a predictor of silent and clinical cerebrovascular disease in elderly hypertensives: a prospective study. *Circulation* 2003; 107: 1401–6.
110) Chonan K, Hashimoto J, Ohkubo T, *et al.* Insufficient duration of action of antihypertensive drugs mediates high blood pressure in the morning in hypertensive

population: the Ohasama study. *Clin Exp Hypertens* 2002; 24: 261–75.
111) Ohkubo T, Kikuya M, Metoki H, *et al.* Prognosis of "masked" hypertension and "white-coat" hypertension detected by 24-h ambulatory blood pressure monitoring 10-year follow-up from the Ohasama study. *J Am Coll Cardiol* 2005; 46: 508–15.
112) Obara T, Ohkubo T, Funahashi J, *et al.* Isolated uncontrolled hypertension at home and in the office among treated hypertensive patients from the J-HOME study. *J Hypertens* 2005; 23: 1653–60.
113) Kawabe H, Saito I, Saruta T. Status of home blood pressure measured in morning and evening: evaluation in normotensives and hypertensives in Japanese urban population. *Hypertens Res* 2005; 28: 491–8.
114) Metoki H, Ohkubo T, Kikuya M, *et al.* Prognostic significance for stroke of a morning pressor surge and a nocturnal blood pressure decline: the Ohasama study. *Hypertension* 2006; 47: 149–54.
115) Kamoi K, Miyakoshi M, Soda S, Kaneko S, Nakagawa O. Usefulness of home blood pressure measurement in the morning in type 2 diabetic patients. *Diabetes Care* 2002; 25: 2218–23.
116) Asayama K, Ohkubo T, Kikuya M, *et al.* Prediction of stroke by home "morning" versus "evening" blood pressure values: the Ohasama study. *Hypertension* 2006; 48: 737–43.
117) Kario K, Ishikawa J, Pickering TG, *et al.* Morning hypertension: the strongest independent risk factor for stroke in elderly hypertensive patients. *Hypertens Res* 2006; 29: 581–7.
118) Imai Y, Nishiyama A, Sekino M, *et al.* Characteristics of blood pressure measured at home in the morning and in the evening: the Ohasama study. *J Hypertens* 1999; 17: 889–98.
119) Kawabe H, Saito I. Determinants of exaggerated difference in morning and evening home blood pressure in Japanese normotensives. *Hypertens Res* 2009; 32: 1028–31.
120) Obara T, Ito K, Ohkubo T, *et al.*; J-HOME Study Group. Uncontrolled hypertension based on morning and evening home blood pressure measurements from the J-HOME study. *Hypertens Res* 2009; 32: 1072–8.
121) Ishikawa J, Kario K, Hoshide S, *et al.*; J-MORE Study Group. Determinants of exaggerated difference in morning and evening blood pressure measured by self-measured blood pressure monitoring in medicated hypertensive patients: Jichi Morning Hypertension Research (J-MORE) Study. *Am J Hypertens* 2005; 18: 958-65.
122) Matsui Y, Eguchi K, Shibasaki S, *et al.* Association between the morning–evening difference in home blood pressure and cardiac damage in untreated hypertensive patients. *J Hypertens* 2009; 27: 712–20.
123) Shibuya Y, Ikeda T, Gomi T. Morning rise of blood pressure assessed by home blood pressure monitoring is associated with left ventricular hypertrophy in hypertensive patients receiving long-term antihypertensive medication. *Hypertens Res* 2007; 30: 903–11.
124) Nishinaga M, Takata J, Okumiya K, Matsubayashi K, Ozawa T, Doi Y. High

morning home blood pressure is associated with a loss of functional independence in the community-dwelling elderly aged 75 years or older. *Hypertens Res* 2005; 28: 657–63.

125) Shibamiya T, Obara T, Ohkubo T, *et al.*; J-HOME-Elderly study group. Electrocardiographic abnormalities and home blood pressure in treated elderly hypertensive patients: Japan home versus office blood pressure measurement evaluation in the elderly (J-HOME-Elderly) study. *Hypertens Res* 2010; 33: 670-7.

126) Asayama K, Ohkubo T, Hara A, *et al*. Repeated evening home blood pressure measurement improves prognostic significance for stroke: a 12-year follow-up of the Ohasama study. *Blood Press Monit* 2009; 14: 93–8.

127) Stergiou GS, Nasothimiou EG, Kalogeropoulos PG, Pantazis N, Baibas NM. The optimal home blood pressure monitoring schedule based on the Didima outcome study. *J Hum Hypertens* 2010; 24: 158–64.

128) Niiranen TJ, Jula AM, Kantola IM, Reunanen A. Comparison of agreement between clinic and home-measured blood pressure in the Finnish population: the Finn-HOME Study. *J Hypertens* 2006; 24: 1549–55.

129) Hosohata K, Kikuya M, Ohkubo T, *et al*. Reproducibility of nocturnal blood pressure assessed by self-measurement of blood pressure at home. *Hypertens Res* 2007; 30: 707–12.

130) Kario K, Hoshide S, Shimizu M, *et al*. Effect of dosing time of angiotensin II receptor blockade titrated by self-measured blood pressure recordings on cardiorenal protection in hypertensives: the Japan Morning Surge–Target Organ Protection (J-TOP) study. *J Hypertens* 2010; 28: 1574–83.

131) Stergiou GS, Tzamouranis D, Nasothimiou EG, Karpettas N, Protogerou A. Are there really differences between home and daytime ambulatory blood pressure? Comparison using a novel dual-mode ambulatory and home monitor. *J Hum Hypertens* 2010; 24: 207–12.

132) Nakano H, Kikuya M, Hara A, *et al*. Self-monitoring of ambulatory blood pressure by the Microlife WatchBP O3—an application test. *Clin Exp Hypertens* 2011; 33: 34–40.

133) Verdecchia P, Porcellati C, Schillaci G, *et al*. Ambulatory blood pressure. An independent predictor of prognosis in essential hypertension. *Hypertension* 1994; 24: 793–801.

134) Shimada K, Kawamoto A, Matsubayashi K, Ozawa T. Silent cerebrovascular disease in the elderly. Correlation with ambulatory pressure. *Hypertension* 1990; 16: 692–9.

135) Verdecchia P, Schillaci G, Guerrieri M, *et al*. Circadian blood pressure changes and left ventricular hypertrophy in essential hypertension. *Circulation* 1990; 81: 528–36.

136) Ohkubo T, Hozawa A, Yamaguchi J, *et al*. Prognostic significance of the nocturnal decline in blood pressure in individuals with and without high 24-h blood pressure: the Ohasama study. *J Hypertens* 2002; 20: 2183–9.

137) Bianchi S, Bigazzi R, Baldari G, Sgherri G, Campese VM. Diurnal variations of

blood pressure and microalbuminuria in essential hypertension. *Am J Hypertens* 1994; 7: 23–9.

138) Staessen JA, Thijs L, Fagard R, *et al.*; Systolic Hypertension in Europe Trial Investigators. Predicting cardiovascular risk using conventional vs ambulatory blood pressure in older patients with systolic hypertension. *JAMA* 1999; 282: 539–46.

139) Boggia J, Li Y, Thijs L, *et al.*; International Database on Ambulatory blood pressure monitoring in relation to Cardiovascular Outcomes (IDACO) investigators. Prognostic accuracy of day versus night ambulatory blood pressure: a cohort study. *Lancet* 2007; 370: 1219–29.

140) Working Party of the International Diabetes Federation (European Region). Hypertension in people with Type 2 diabetes: knowledge-based diabetes-specific guidelines. *Diabet Med* 2003; 20: 972–87.

141) Obara T, Ohkubo T, Kikuya M, *et al.*; J-HOME Study Group. The current status of home and office blood pressure control among hypertensive patients with diabetes mellitus: the Japan Home Versus Office Blood Pressure Measurement Evaluation (J-HOME) study. *Diabetes Res Clin Pract* 2006; 73: 276–83.

142) Ushigome E, Fukui M, Sakabe K, *et al.* Uncontrolled home blood pressure in the morning is associated with nephropathy in Japanese type 2 diabetes. *Heart Vessels* 2011; doi: 10.1007/s00380-010-0107-z.

143) Shea S, Weinstock RS, Starren J, *et al.* A randomized trial comparing telemedicine case management with usual care in older, ethnically diverse, medically underserved patients with diabetes mellitus. *J Am Med Inform Assoc* 2006; 13: 40–51.

144) Pickering TG. Reflections in hypertension. How should blood pressure be measured during pregnancy? *J Clin Hypertens (Greenwich)* 2005; 7: 46–9.

145) Denolle T, Weber JL, Calvez C, *et al.* Diagnosis of white coat hypertension in pregnant women with teletransmitted home blood pressure. *Hypertens Pregnancy* 2008; 27: 305–13.

146) Rey E, Morin F, Boudreault J, Pilon F, Vincent D, Ouellet D. Blood pressure assessments in different subtypes of hypertensive pregnant women: office versus home patient- or nurse-measured blood pressure. *Hypertens Pregnancy* 2009; 28: 168–77.

147) Terawaki H, Metoki H, Nakayama M, *et al.* Masked hypertension determined by self-measured blood pressure at home and chronic kidney disease in the Japanese general population: the Ohasama study. *Hypertens Res* 2008; 31: 2129–35.

148) Agarwal R, Andersen MJ, Bishu K, Saha C. Home blood pressure monitoring improves the diagnosis of hypertension in hemodialysis patients. *Kidney Int* 2006; 69: 900–6.

149) da Silva GV, de Barros S, Abensur H, Ortega KC, Mion D Jr; Cochrane Renal Group Prospective Trial Register: CRG060800146. Home blood pressure monitoring in blood pressure control among haemodialysis patients: an open randomized clinical trial. *Nephrol Dial Transplant* 2009; 24: 3805–11.

150) Agarwal R. Managing hypertension using home blood pressure monitoring among haemodialysis patients—a call to action. *Nephrol Dial Transplant* 2010; 25: 1766–71.

151) Stergiou GS, Nasothimiou E, Giovas P, Kapoyiannis A, Vazeou A. Diagnosis of hypertension in children and adolescents based on home versus ambulatory blood pressure monitoring. *J Hypertens* 2008; 26: 1556–62.
152) Furusawa EA, Filho UD, Koch VH. Home blood pressure monitoring in paediatric chronic hypertension. *J Hum Hypertens* 2009; 23: 464–9.
153) Krakoff LR. Cost–effectiveness of ambulatory blood pressure: a reanalysis. *Hypertension* 2006; 47: 29–34.
154) McGrath BP; National Blood Pressure Advisory Committee of the National Heart Foundation of Australia. Ambulatory blood pressure monitoring. *Med J Aust* 2002; 176: 588–92.
155) Rickerby J. The role of home blood pressure measurement in managing hypertension: an evidence-based review. *J Hum Hypertens* 2002; 16: 469–72.
156) Funahashi J, Ohkubo T, Fukunaga H, *et al.* The economic impact of the introduction of home blood pressure measurement for the diagnosis and treatment of hypertension. *Blood Press Monit* 2006; 11: 257–67.
157) Fukunaga H, Ohkubo T, Kobayashi M, *et al.* Cost–effectiveness of the introduction of home blood pressure measurement in patients with office hypertension. *J Hypertens* 2008; 26: 685–90.
158) Imai Y, Abe K, Sasaki S, *et al.* Clinical evaluation of semiautomatic and automatic devices for home blood pressure measurement: comparison between cuff–oscillometric and microphone methods. *J Hypertens* 1989; 7: 983–90.
159) Kikuya M, Chonan K, Imai Y, Goto E, Ishii M; Research Group to Assess the Validity of Automated Blood Pressure Measurement Devices in Japan. Accuracy and reliability of wrist–cuff devices for self-measurement of blood pressure. *J Hypertens* 2002; 20: 629–38.
160) Altunkan S, Oztaş K, Altunkan E. Validation of the Omron 637IT wrist blood pressure measuring device with a position sensor according to the International Protocol in adults and obese adults. *Blood Press Monit* 2006; 11: 79–85.
161) American National standard. Electronic or automated sphygmomanometers. Arlington (VA): Association for the Advancement of Medical Instrumentation; 1993.
162) American National standard. Mannual, Electronic, or Automated sphygmomanometers. ANSI/AAMI 10: 2002, Arlington (VA): Association for the Advancement of Medical Instrumentation; 2003.
163) 栃久保修. 血圧の測定法と臨床評価. メディカルトリビューン; 1998.
164) Prisant LM, Alpert BS, Robbins CB, *et al.* American National Standard for nonautomated sphygmomanometers. Summary report. *Am J Hypertens* 1995; 8: 210–3.
165) O'Brien E, Pickering T, Asmar R, *et al.*; Working Group on Blood Pressure Monitoring of the European Society of Hypertension. Working Group on Blood Pressure Monitoring of the European Society of Hypertension International Protocol for validation of blood pressure measuring devices in adults. *Blood Press Monit* 2002; 7: 3–17.
166) 厚生労働省医政局. 薬事工業生産動態統計年報. 平成20年.

167) O'Brien E, Petrie J, Littler W, *et al.* The British Hypertension Society protocol for the evaluation of automated and semi-automated blood pressure measuring devices with special reference to ambulatory systems. *J Hypertens* 1990; 8: 607–19.
168) Pickering TG. Clinicians's Manual on Self-Monitoring of Blood Pressure. London: Science Press; 1997.
169) Pickering T; American Society of Hypertension Ad Hoc Panel. Recommendations for the use of home (self) and ambulatory blood pressure monitoring. *Am J Hypertens* 1996; 9: 1–11.
170) Stergiou GS, Nasothimiou EG, Roussias LG. Morning hypertension assessed by home or ambulatory monitoring: different aspects of the same phenomenon? *J Hypertens* 2010; 28: 1846–53.
171) 宮川政昭. 家庭血圧測定における排尿の影響. 日本内科学会雑誌 2000; 89(Suppl): 238.
172) Fujiwara T, Nishimura T, Ohkuko T, Imai Y; HOMED-BP Study Group. Rationale and design of HOMED-BP Study: hypertension objective treatment based on measurement by electrical devices of blood pressure study. *Blood Press Monit* 2002; 7: 77–82.
173) Imai Y, Nagai K, Sakuma M, *et al.* Ambulatory blood pressure of adults in Ohasama, Japan. *Hypertension* 1993; 22: 900–12.
174) O'Brien E, Asmar R, Beilin L, *et al.*; European Society of Hypertension Working Group on Blood Pressure Monitoring. European Society of Hypertension recommendations for conventional, ambulatory and home blood pressure measurement. *J Hypertens* 2003; 21: 821–48.
175) Williams B, Poulter NR, Brown MJ, *et al.*; British Hypertension Society. Guidelines for management of hypertension: report of the fourth working party of the British Hypertension Society, 2004–BHS IV. *J Hum Hypertens* 2004; 18: 139–85.
176) Stergiou GS, Skeva II, Zourbaki AS, Mountokalakis TD. Self-monitoring of blood pressure at home: how many measurements are needed? *J Hypertens* 1998; 16: 725–31.
177) de Gaudemaris R, Chau NP, Mallion JM; Groupe de la Mesure, French Society of Hypertension. Home blood pressure: variability, comparison with office readings and proposal for reference values. *J Hypertens* 1994; 12: 831–8.
178) Kawabe H, Saito I, Saruta T. Influence of repeated measurement on one occasion, on successive days, and on workdays on home blood pressure values. *Clin Exp Hypertens* 2005; 27: 215–22.
179) Kawabe H, Saito I. Which measurement of home blood pressure should be used for clinical evaluation when multiple measurements are made? *J Hypertens* 2007; 25: 1369–74.
180) Kawabe H, Saito I. Correlation of repeated measurements of home blood pressure on one occasion and diagnosis of hypertension: study by measurement over seven consecutive days. *Clin Exp Hypertens* 2008; 30: 79–85.
181) van der Hoeven NV, van den Born BJ, Cammenga M, van Montfrans GA. Poor adherence to home blood pressure measurement schedule. *J Hypertens* 2009; 27:

275–9.
182) Mengden T, Hernandez Medina RM, Beltran B, Alvarez E, Kraft K, Vetter H. Reliability of reporting self-measured blood pressure values by hypertensive patients. *Am J Hypertens* 1998; 11: 1413–7.
183) Imai Y, Obara T, Ohkubo T. How many times should we ask subjects to measure blood pressure at home on each occasion? *J Hypertens* 2007; 25: 1987–91.
184) Mancia G, Sega R, Bravi C, *et al.* Ambulatory blood pressure normality: results from the PAMELA study. *J Hypertens* 1995; 13: 1377–90.
185) Mancia G, Parati G. Clinical significance of "white coat" hypertension. *Hypertension* 1990; 16: 624–6.
186) Imai Y, Satoh H, Nagai K, *et al.* Characteristics of a community-based distribution of home blood pressure in Ohasama in northern Japan. *J Hypertens* 1993; 11: 1441–9.
187) Tsuji I, Imai Y, Nagai K, *et al.* Proposal of reference values for home blood pressure measurement: prognostic criteria based on a prospective observation of the general population in Ohasama, Japan. *Am J Hypertens* 1997; 10: 409–18.
188) Imai Y, Ohkubo T, Sakuma M, *et al.* Predictive power of screening blood pressure, ambulatory blood pressure and blood pressure measured at home for overall and cardiovascular mortality: a prospective observation in a cohort from Ohasama, northern Japan. *Blood Press Monit* 1996; 1: 251–4.
189) Obara T, Ohkubo T, Fukunaga H, *et al.* Practice and awareness of physicians regarding home blood pressure measurement in Japan. *Hypertens Res* 2010; 33: 428–34.
190) 小原拓, 大久保孝義, 菊谷昌浩, ほか. わが国における家庭血圧測定の現状: 外来患者8506人の実践と意識: 家庭血圧測定の現状に関する調査研究. 血圧 2006; 13: 447–54.
191) Mazze RS, Simonson GD, Robinson RL, *et al.* Characterizing blood pressure control in individuals with Type 2 diabetes: the relationship between clinic and self-monitored blood pressure. *Diabet Med* 2003; 20: 752–7.
192) Staessen JA, Thijs L, Ohkubo T, *et al.* Thirty years of research on diagnostic and therapeutic thresholds for the self-measured blood pressure at home. *Blood Press Monit* 2008; 13: 352–65.
193) Mancia G, Laurent S, Agabiti-Rosei E, *et al.*; European Society of Hypertension. Reappraisal of European guidelines on hypertension management: a European Society of Hypertension Task Force document. *J Hypertens* 2009; 27: 2121-58.
194) Thijs L, Staessen JA, Celis H, *et al.* The international database of self-recorded blood pressures in normotensive and untreated hypertensive subjects. *Blood Press Monit* 1999; 4: 77–86.
195) Staessen JA, Celis H, Hond ED, *et al.*; THOP investigators. Comparison of conventional and automated blood pressure measurements: interim analysis of the THOP trial. Treatment of Hypertension According to Home or Office Blood Pressure. *Blood Press Monit* 2002; 7: 61–2.

家庭血圧測定の指針　第2版
（初版『家庭血圧測定条件設定の指針』より改題）

2003年9月30日　初版発行
2011年9月1日　第2版第1刷発行

　　編　集　　日本高血圧学会学術委員会家庭血圧部会
　　発　行　　特定非営利活動法人日本高血圧学会
　　　　　　　東京都文京区本郷3-28-8 日内会館2階　〒113-0033
　　　　　　　電話: 03-6801-9786 / FAX: 03-6801-9787
　制作・販売　ライフサイエンス出版株式会社
　　　　　　　東京都中央区日本橋小舟町11-7　ダイセンビル　〒103-0024
　　　　　　　電話: 03-3664-7900 / FAX: 03-3664-7734
　印刷・製本　三報社印刷株式会社

Printed in JAPAN
落丁・乱丁の場合はお取り替えいたします。

JCOPY ＜（社）出版者著作権管理機構 委託出版物＞
本書の無断複写は著作権法上での例外を除き禁じられています。複写される場合は，そのつど事前に，（社）出版者著作権管理機構（電話 03-3513-6969, FAX 03-3513-6979, e-mail: info@jcopy.or.jp）の許諾を得てください。